DAS KAMA-SUTRA

Die Kunst der Sinnlichkeit

Anne Hooper

DK

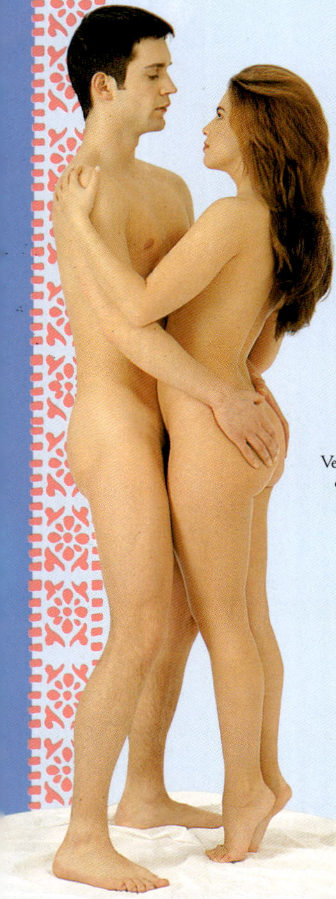

Penguin Random House

Gestaltung und Redaktion:
Focus Publishing

Leitung Bildlektorat Lynne Brown
Cheflektorat Corinne Roberts
Bildredaktion Karen Ward
Projektbetreuung Claire Cross
DTP Rajen Shah
Herstellung Martin Croshaw

Titel der englischen Originalausgabe:
The Kama Sutra

Übersetzung Petra Trinkaus
Redaktion Ulrike Kerstiens für
Verlagsservice Monika Rohde, Bonn
Satz Verlagsservice Monika Rohde, Bonn

ISBN 978-3-8310-3147-4

Druck und Bindung:
RR Donnelley Asia Printing Solutions Limited, China

Besuchen Sie uns im Internet
www.dorlingkindersley.de

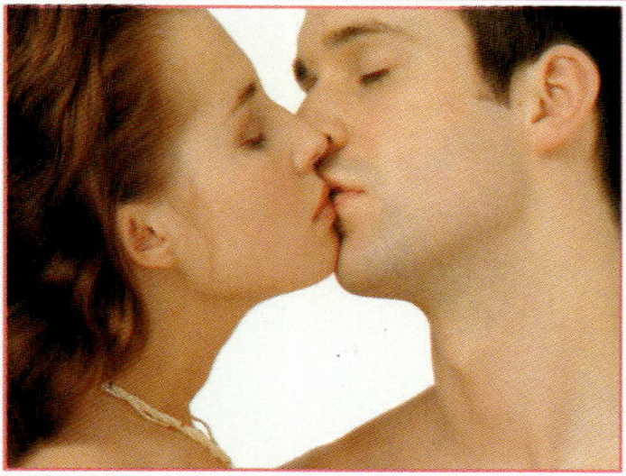

DAS KAMA-SUTRA

Die Kunst der Sinnlichkeit

Anne Hooper

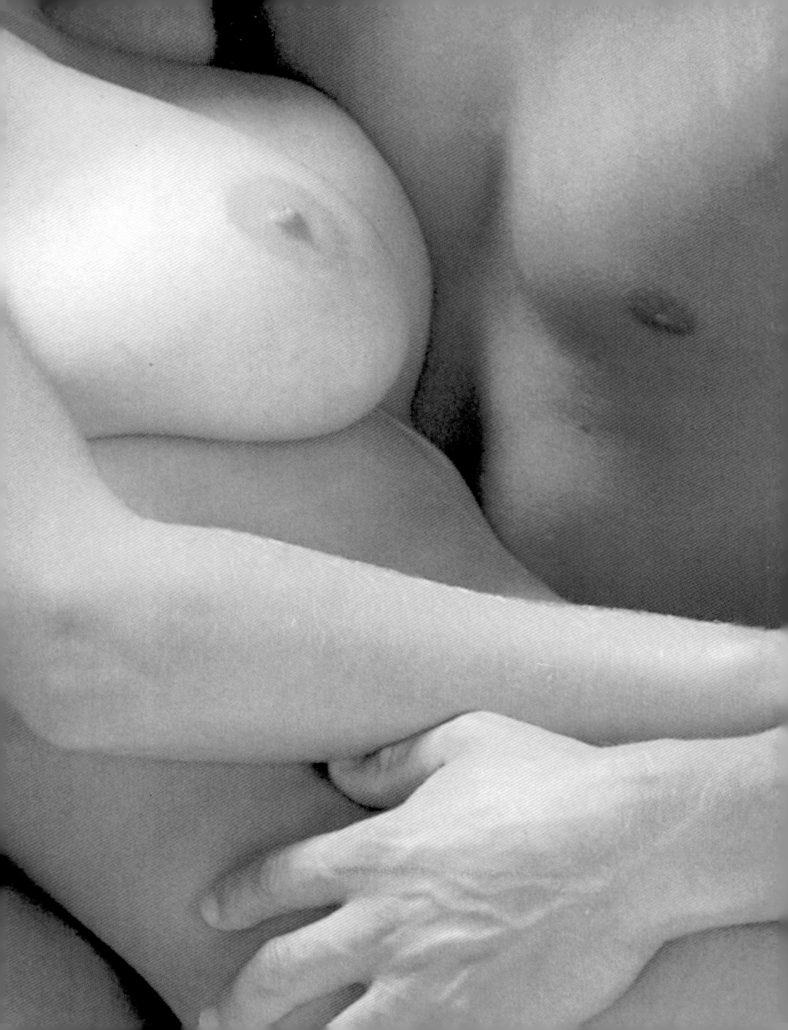

INHALT

Einleitung

Bücher über tantrischen Sex verzeichnen erstaunliche Verkaufszahlen – die Vorstellung, stundenlang ekstatischen Sex zu betreiben, scheint nichts von ihrer Faszination eingebüßt zu haben. Da offenbar großer Bedarf nach einem disziplinierten und gleichzeitig spirituellen Zugang zum Sex besteht, hat man mich gebeten, diese handliche Version meines auf den Prinzipien des tantrischen Sex fußenden *Kamasutra* zu verfassen.

Warum beflügelt gerade das *Kamasutra* die Phantasie der Menschen, ausgerechnet in einer Zeit, da die Menschen mehr Wert auf ihren Samstagsausflug zum Supermarkt legen als auf ihre Seele? Hüten Sie sich vor falschen Erwartungen. Die dem *Kamasutra* zu Grunde liegenden tantrischen Disziplinen sind durchaus ernst zu nehmen. Sehr viele Männer und Frauen bemühen sich, ihrem Leben einen Sinn zu geben, und genau das macht meiner Meinung nach das Erfolgsgeheimnis des *Kamasutra* aus.

Sex und Spiritualität

Wir kommen immer seltener zur Besinnung, unser Leben wird immer städtischer, und immer seltener erleben wir, welch simple (und doch lebenswichtige) Freude uns der Wechsel der Jahreszeiten schenkt. Wir freuen uns nicht mehr am Erwachen des Frühlings, einfach deshalb, weil wir es gar nicht mehr wahrnehmen. Den Sonnenschein genießen wir nur noch im Jahresurlaub in Mexiko oder auf Ibiza. Solche Dinge sind aber wichtig, denn sie schenken uns ein Gefühl für Spiritualität, für Rhythmus, ein elementares Gespür dafür, wie die Zeit vergeht. Die Jahreszeiten markieren die Phasen unseres eigenen Lebens. Ohne solche Eckpunkte fällt es uns

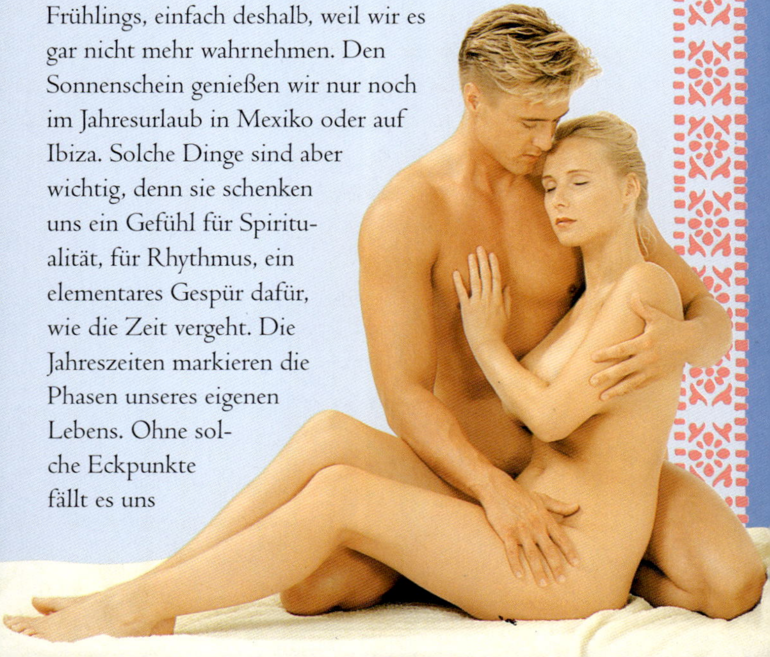

schwerer, unsere Anstrengungen und Leistungen in einen Kontext zu stellen. Also versuchen wir es auf anderem Wege. Sex ist vielleicht eines der letzten großen natürlichen Vergnügen, eine Freude für Arm und Reich. Er vermittelt Realität und Nähe, vor allem aber verleiht er dem Leben einen Sinn.

Hier kommt nun das *Kamasutra* ins Spiel. Denn hinter den komplizierten Stellungen, den blumigen Titeln der Positionen, der ursprünglichen, archaischen Sprache steht die Verheißung purer Spiritualität. Diese Spiritualität war immer vorhanden, nur waren wir uns ihrer nicht bewusst.

Die orientalische Einstellung zum Sex ist nicht nur offen, sondern lebensbejahend; sie unterscheidet sich stark von jener Kultur, in der die meisten von uns im Westen auf-

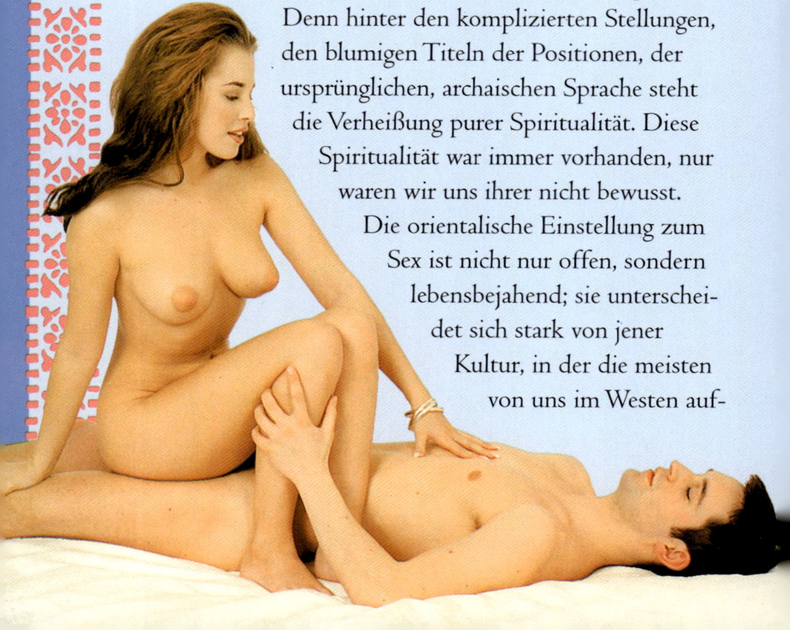

gewachsen sind. Hinter tantrischem Sex steht die Theorie, dass Sex uns eine erweiterte und gesteigerte Erfahrung unseres Seins beschert.

In einem tantrischen Sex-Programm bemüht man sich bewusst darum, ekstatisch mit dem Partner und durch ihn oder sie mit der restlichen Welt zu verschmelzen. Diese neue Ausgabe des *Kamasutra* enthält erstmalig ein leicht verständliches Drei-Tage-Programm für tantrischen Sex; im Idealfall erlebt man Sex dadurch gleichsam in der Haut des Partners.

Kamasutra im Kontext gesehen

Die ursprüngliche Fassung des *Kamasutra*, das im 4. Jahrhundert von Vatsyayana verfasst und in viktorianischer Zeit von dem Forscher Sir Richard Burton ins Englische übersetzt wurde, war natürlich für Männer gedacht. Es sollte jedoch den Männern dabei helfen, ihren Frauen im Bett wunderbare Erlebnisse zu bescheren. Vatsyayana als Vertreter seiner Zeit glaubte, dass das Leben aus *dharma*, *artha* und *kama* bestehe. *Dharma* war das Erlangen religiöser Verdienste, *artha* das Erlangen von Reichtum und *kama* das Erlangen von Liebe oder sinnlicher Lust. Das *Kamasutra* war also als eine Art Lehrbuch für Geschäftsleute gedacht. Ich habe mich in dieser und den vorangegangenen Fassungen bemüht, die faszinierenden und immer noch völlig gültigen Aussagen des Vatsyayana durch moderne Erläuterungen des 21. Jahrhunderts zu ergänzen.

Die größte gesellschaftliche Veränderung zwischen Indien im 4. Jahrhundert und einem Großteil der heutigen Welt betrifft natürlich den Status der Frauen. Brächte man heute ein Sexbuch heraus, das Frauen als unselbstständige Wesen darstellt, würde man wahrscheinlich gelyncht. Deshalb habe ich diese Ausgabe bewusst um Informationen für Frauen bereichert, die in der Urfassung des *Kamasutra* nicht enthalten sind.

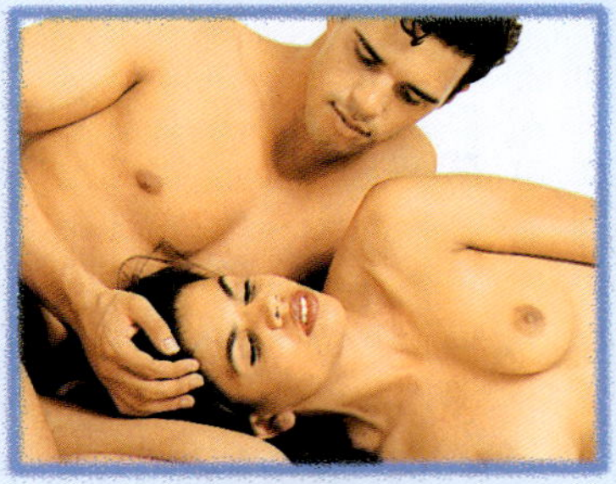

Ananga Ranga

Zwei Jahre nach der Veröffentlichung des *Kamasutra* brachte Sir Richard Burton die erste westliche Ausgabe des *Ananga Ranga* heraus. Der *Ananga Ranga* ist eine Sammlung erotischer Texte, wozu auch Teile des *Kamasutra* gehören; er sollte speziell dazu dienen, das Scheitern von Ehen zu verhindern. Das Buch erschien etwa zu Beginn der Kreuzzüge – einer Zeit, in der ein reger kultureller Austausch zwischen Ost und West stattfand.

Der Duftende Garten

Dieses Buch war Sir Richard Burtons dritte Veröffentlichung für die viktorianische Kama Shastra Society, die seltene und wichtige Texte zum Thema übersetzte. Der Originaltext von *The Perfumed Garden* enthielt eine lange Passage über homosexuelle Praktiken, die Burton gewissenhaft wiedergab. Aber nach seinem Tod warf seine Frau die neue Übersetzung ins Feuer. Zum Glück ging jedoch nicht alles verloren, denn Burtons Freund und Kollege Dr. Grenfell Baker konnte einen Großteil des Materials aus Gesprächen rekonstruieren, die er mit Burton vor dessen Tod geführt hatte.

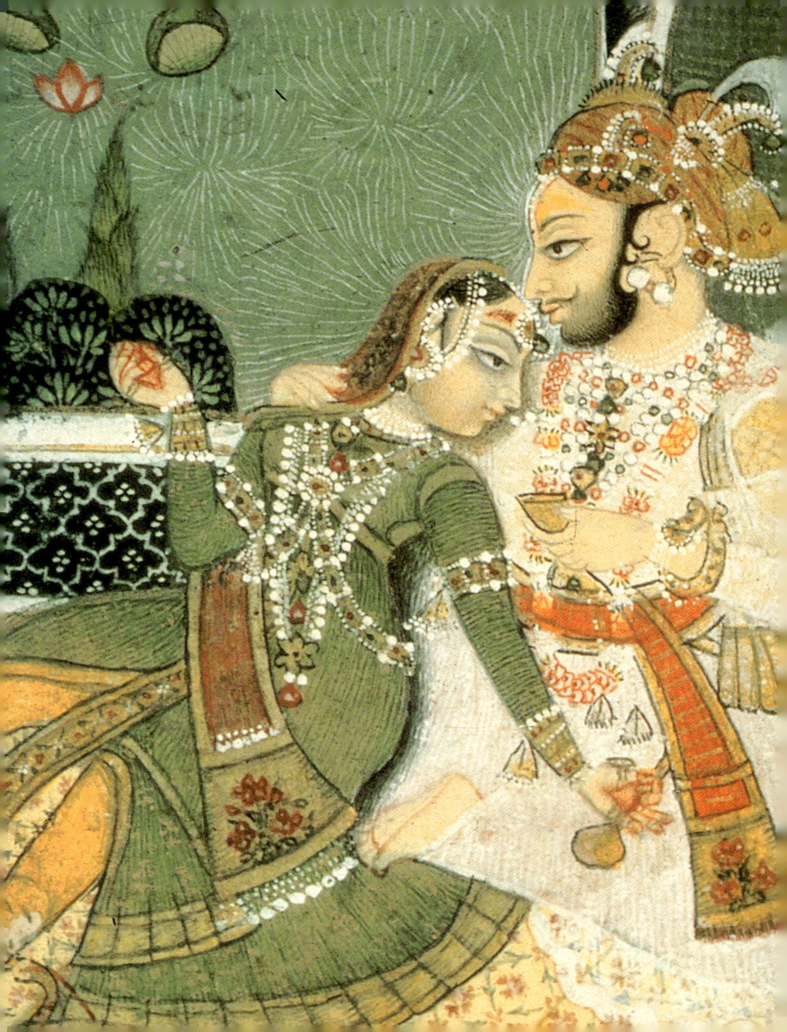

Vorbereitung auf die Liebe

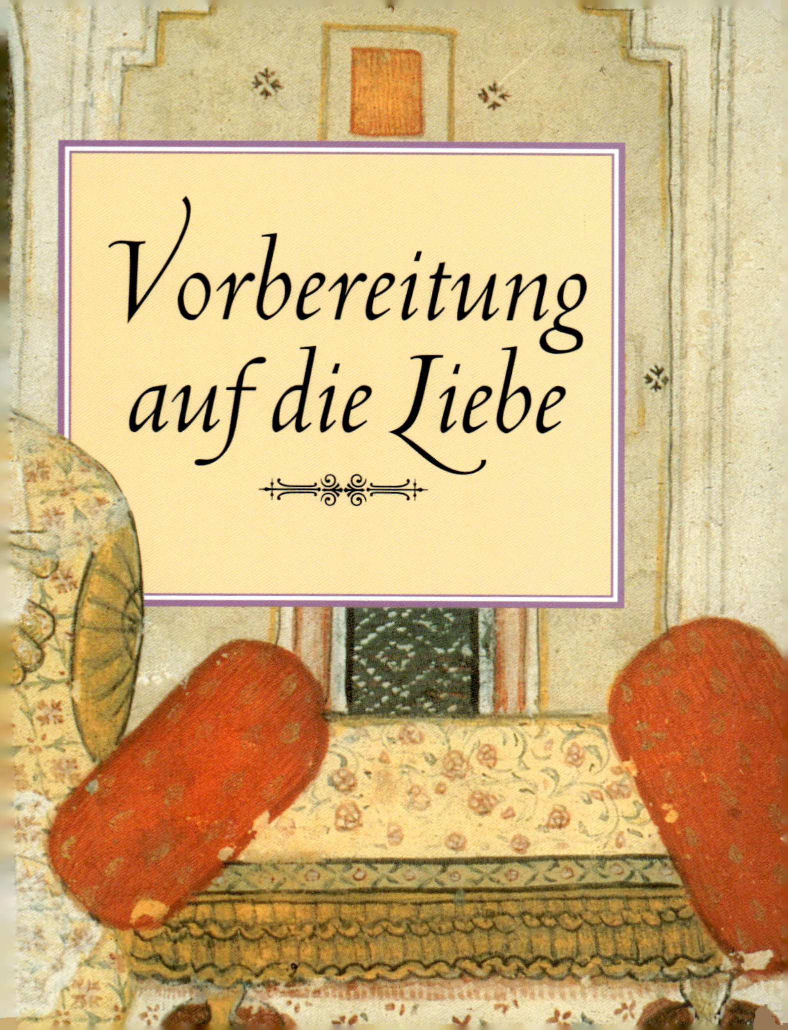

PARTNERWAHL

Vatsyayana listet eine ganze Reihe von Fähigkeiten auf, die seiner Meinung nach jeder besitzen sollte, der im Spiel der Liebe ernst genommen werden will. Da dazu so unterschiedliche Talente gehören wie »das Musizieren auf wassergefüllten Gläsern« oder »die Kenntnis von Minen und Steinbrüchen«, finden heutige Leser einige seiner Ratschläge vielleicht irrelevant.

Das *Kamasutra* enthält jedoch auch etliche noch heute gültige Einsichten. Zum Beispiel lehrt uns Vatsyayana, dass eine Frau, die »dieselben Dinge mag wie der Mann und die es versteht, andere Menschen anzuziehen«, eher Chancen hat, den Mann ihrer Wahl für sich zu gewinnen. Ähnliche Herkunft und Interessen sind zweifelsohne die beste Garantie für eine erfolgreiche

Beziehung. In der streng nach Schichten geordneten Welt des alten Indiens hieß das, dass Männer und Frauen nur innerhalb ihrer eigenen Kaste heiraten konnten. Ebenso entstammen heutzutage im Westen gut zusammenpassende Partner in der Regel der gleichen gesellschaftlichen Gruppe.

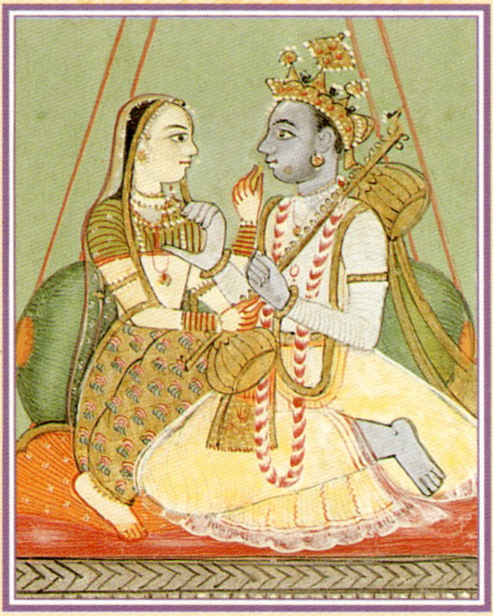

Kennen lernen

Zu einer Zeit, da Ehen grundsätzlich arrangiert wurden, blieben Männern und Frauen die schwierigen Anfangsstadien einer Beziehung erspart. Heute ist es komplizierter, einen neuen Partner kennen zu lernen, zu entscheiden, ob er einem gefällt, und sich richtig zu verhalten. Vatsyayana geht selbstverständlich davon aus, dass der Mann stets die dominante Rolle hat. Er spricht davon, die Frau zu »erobern«, und sagt, der Mann solle »sich bemühen, ihr Vertrauen zu gewinnen« – ein guter Ratschlag, der heute jedoch für beide Geschlechter gelten sollte.

Liebe und Ehe

Selbst im 4. Jahrhundert waren manche der Meinung, die Menschen sollten ihrem Herzen folgen. Vatsyayana schreibt: »... Reichtum gewinnt nur, wer das Mädchen heiratet, an dem er hängt...«

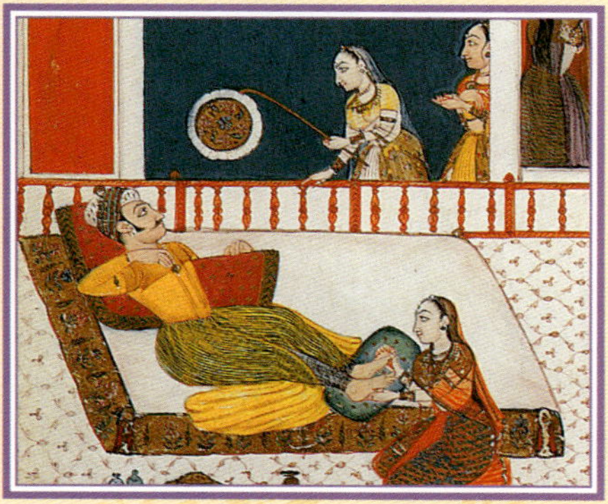

Ratschlag fürs 21. Jahrhundert

Wärme, eine positive Einstellung und Zärtlichkeit sind wesentlich für einen guten Eindruck. Mit positiven Signalen wie Blickkontakt oder Reaktionen auf die Körpersprache des anderen demonstriert man Offenheit, Freundlichkeit und Interesse.

Zum Aufbau einer Beziehung aber reichen einfache Tricks der Körpersprache nicht aus. Potenzielle Partner sollten echte Reaktionen zeigen und einander ermutigen. Hören Sie genau zu und seien Sie offen und ehrlich. Nur in einer Atmosphäre von gegenseitigem Vertrauen kann sich eine lohnende Beziehung entwickeln.

Werbung

Der Aufbau einer intimen, liebevollen Beziehung ist ein schöner und aufregender Prozess. Er kann sich aber auch schwierig gestalten, wenn die beginnende Romanze durch Arbeitsüberlastung und die Ansprüche von Freunden und Familie behindert wird. Einerseits kühlt sich eine Beziehung oft rasch ab, wenn man nicht genügend Zeit und Energie investiert. Andererseits führt der Versuch, die Sache zum Ausgleich für Zeitmangel zu beschleunigen, leicht in eine verfrühte oder forcierte Intimität.

Im *Kamasutra* zeichnet Vatsyayana das Bild des gesellschaftlichen Lebens eines typischen »Bürgers« des 4. Jahrhunderts – ein Leben, das dem modernen Leser faszinierend vertraut erscheint. Da gibt es entspannte Abende im Freundeskreis, wo man neue Bekanntschaften mit »liebevollen und angenehmen Gesprächen« unterhält, Partys mit Gesellschaftsspielen wie »dem Ergänzen von Versen ... und dem Abfragen von Wissen« und sogar Picknicks und Trinkgelage – alles gute Gelegenheiten, dem Objekt seiner Zuneigung entspannt und ohne Druck näher zu kommen.

Beziehungspflege heute

Zugegeben, das *Kamasutra* war für gesellschaftlich hoch stehende Leser mit gesichertem Lebensstandard und viel Freizeit gedacht. Seine Richtlinien sind jedoch bis heute gültig. Neue Beziehungen sollte man in einer warmen, positiven Umgebung pflegen und nach Möglichkeit sein gesellschaftliches mit seinem Liebesleben vereinbaren. Sobald die Beziehung innerhalb eines größeren gesellschaftlichen Rahmens zufrieden stellend gefestigt ist, kann das Paar guten Gewissens zu privateren Treffen übergehen, genau wie im Indien des 4. Jahrhunderts.

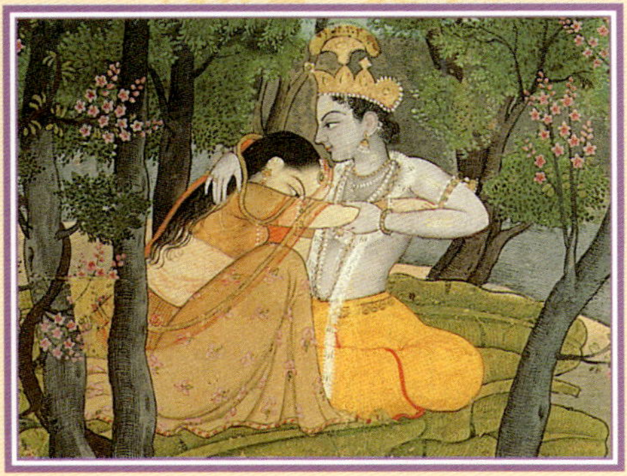

Sozialverhalten

Im 4. Jahrhundert waren Männern und Frauen in Indien genau definierte sexuelle Rollen zugewiesen, festgelegt von einer strikt patriarchalischen Gesellschaft. Dazu gehörte bisweilen eine ausgeprägte Doppelmoral. Zum Beispiel sollten die Männer so viel sexuelle Erfahrung wie möglich haben, Frauen dagegen mussten als Jungfrau in die Ehe gehen, sonst wurden sie aus der Gesellschaft ausgestoßen.

Im Westen herrschte noch bis vor wenigen Jahrzehnten eine ähnliche Einstellung; in fast der gesamten restlichen Welt existiert sie bis heute. Erst in jüngster Zeit hat sie sich grundlegend verändert.

Sex und Kaste

Durch die strenge gesellschaftliche Gliederung im Indien des 4. Jahrhunderts war man in der Wahl des Sexualpartners eingeschränkt: »*Kama* mit Frauen einer höheren Kaste ist verboten ... In Gesellschaft sollte man sich nur mit Gleichrangigen vergnügen.«

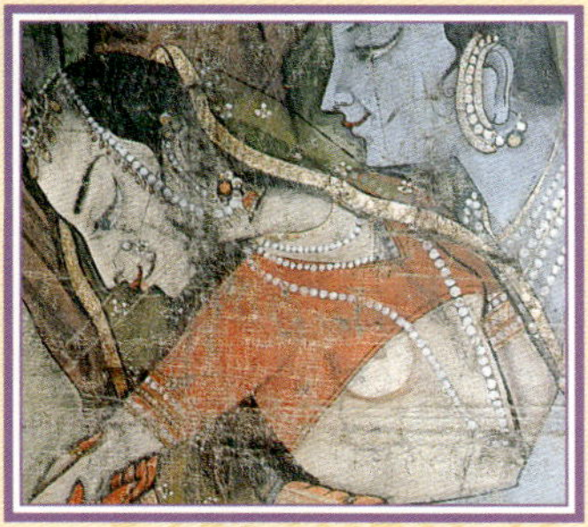

Beispielsweise gilt es heute als natürlich und wünschenswert, dass Frauen beim Sex die Initiative ergreifen – tatsächlich beklagen sich viele Männer, weil ihre Frauen oder Freundinnen nur ungern die Führung übernehmen.

SEXUALERZIEHUNG DAMALS UND HEUTE

In einem Punkt zeigte sich Vatsyayana bewundernswert fortschrittlich: in seinem Beharren, Sexualerziehung sei für Männer wie für Frauen unabdingbar. »Deshalb sollte eine Frau das *Kama Shastra* [die Wissenschaft vom Sex] erlernen.« Heute besteht einer der größten Fortschritte für angehende Liebespaare darin, dass sie über Sexualität offen reden und lesen können.

Geistige Vorbereitung

Das *Kamasutra* vertritt eine ausgesprochen ganzheitliche Vorstellung von Sexualität und behandelt alle Aspekte des Erotischen, von den korrekten gesellschaftlichen Feinheiten bis zu Rezepten für Aphrodisiaka. Natürlich hat Vatsyayana auch die wichtigste aller erogenen Zonen nicht vernachlässigt – den Kopf. »*Kama*«, sagt er, »ist der Genuss des geeigneten Objekts mit allen fünf Sinnen, unterstützt vom Verstand im Verein mit der Seele.«

Toller Sex beginnt im Kopf. Man muss entspannt und doch erregt sein – romantisch und leidenschaftlich zugleich. Zur richtigen mentalen Vorbereitung ist es unerlässlich, sich körperlich und geistig einzustimmen, und das *Kamasutra* gibt dafür präzise Ratschläge.

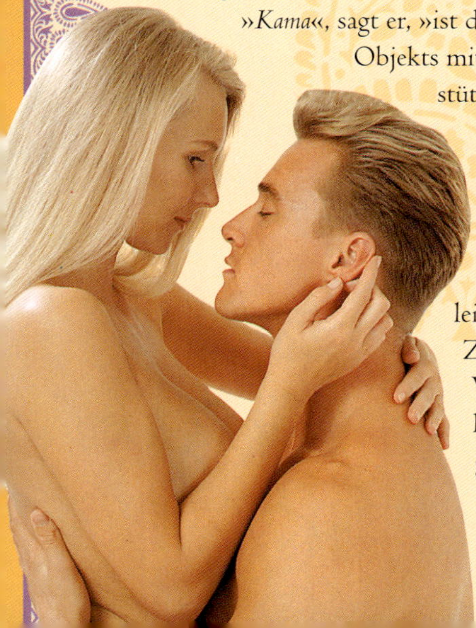

Der Partner muss sich wohl fühlen

Vatsyayana geht mit seinen Ratschlägen allerdings sehr viel weiter; es geht nicht einfach darum, das Objekt Ihrer Begierde mit Worten zu erregen. Wenn Ihr Partner sich wohl fühlt, schaffen Sie eine Atmosphäre der Sicherheit, in der Sie frei miteinander kommunizieren und sich so weit entspannen können, dass Sie sich im Bett wirklich gehen lassen. Vatsyayana schlägt vor, den »Raum der Lust« mit Blumen zu schmücken und mit schönen Düften zu parfümieren, auf dem Bett »ein sauberes, weißes Tuch, bestreut mit Blüten und Girlanden« – auch heutzutage keine schlechte Idee!

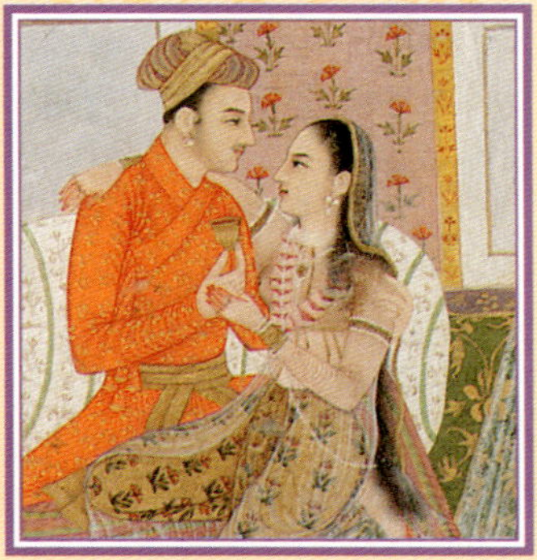

Körperliche Vorbereitung

In der Hindu-Tradition, aus der das *Kamasutra* hervorging, galt der menschliche Körper als Vehikel zum Ausdruck von Spiritualität – nicht wie viele Jahrhunderte lang im Westen als sündiger Gegenstand. Sex wird als Sakrament zelebriert; die erotischen Statuen und Wandreliefs der Hindu-Tempel in ganz Indien zeugen von diesem alten Glauben.

In der Hindu-Tradition verdient der Körper ehrerbietige Behandlung, und in jenem Teil des *Kamasutra,* der »das Leben eines Bürgers« beschreibt, wird die Körperpflege detailliert geschildert: »Nun sollte der Hausherr ... sich die Zähne putzen, seinen Körper mit nicht zu vielen Salben und Düften pflegen, einige Schmuckstücke anlegen, *collyrium* [eine medizinische Augenlotion] auf Ober- und Unterlider auftragen, seine Lippen mit *alacktaka* [einem Farbstoff] tönen und sich im Spiegel betrachten. Nachdem er dann Betelblätter und andere Dinge gegessen hat, die dem Mund Wohlgeruch verleihen, sollte er seinen üblichen

Geschäften nachgehen. Er sollte täglich baden, seinen Körper jeden zweiten Tag einölen, seinen Körper alle drei Tage mit einer schäumenden Substanz einreiben, sich den Kopf (einschließlich Gesicht) alle vier Tage scheren lassen, die anderen Körperteile alle fünf oder zehn Tage. All das sollte er immer tun, und den Schweiß in den Achselhöhlen sollte er ebenfalls entfernen.«

Kulturelle Vorlieben ändern sich, und die Details sind weniger wichtig als das Prinzip. Fast 2000 Jahre später genießt Sauberkeit bei den Liebenden Vorrang, und für viele steigern Düfte den Genuss am Liebesakt.

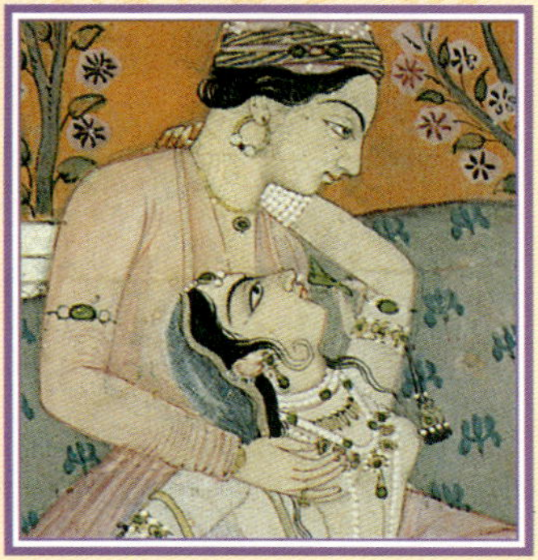

Erogene Zonen

Manche behaupten, das potenteste aller Sexualorgane sei das Gehirn. Ein kluger Satz, der vor allem sagen will, dass Sex ohne das freie Spiel der Phantasie leicht zur seelenlosen und mechanischen Tätigkeit verkommt. Gute Liebhaber, ob Mann oder Frau, haben eines gemeinsam: ein sensibles und phantasievolles Gespür für jene Körperstellen, die man etwas klinisch als erogene Zonen bezeichnet. Vielleicht sollten wir sie Lustzonen nennen, denn wer ihr erotisches Potenzial zu wecken versteht, entdeckt, zu welcher Luststeigerung der Körper fähig ist. Kein sexuell aktiver Mensch würde leugnen, dass die Genitalien zu den primären erogenen Zonen gehören, zusammen mit Hirn und Haut. Aber wer sich auf sie beschränkt und dafür Myriaden anderer Lustzonen des Körpers vernachlässigt, könnte genauso gut nur Teile eines guten Essens verzehren und den Rest stehen lassen.

Die klassischen Bücher über orientalische Sexualpraktiken widmen sich alle den Lustzonen. Dabei ist von Kuss und Berührung die Rede. Küssen beispielsweise sollte man nach Anweisung des *Kamasutra* die

Lippen, das Innere des Mundes, die Stirn, die Wangen, den Hals und die Brüste. Die meisten von uns wissen auch das Lustpotenzial von Brustwarzen, Gesäß, Ohrläppchen und Füßen zu schätzen. Die Liste ist so lang, wie Sie nur wollen.

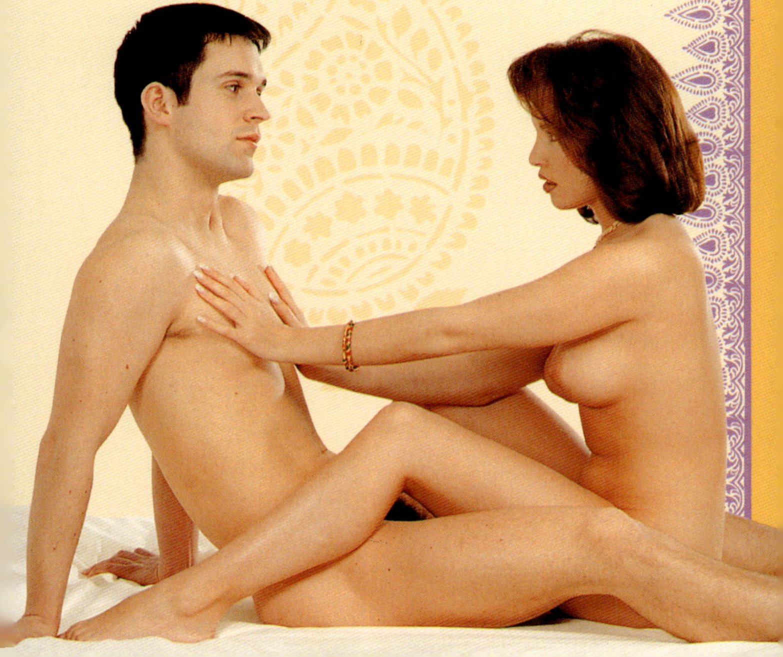

Andere erogene Zonen

Die Haut ist das größte Organ des menschlichen Körpers, dicht besetzt mit sensiblen Nervenenden, die auf die leichteste Berührung und die kleinsten Temperatur- oder Druckveränderungen reagieren. Auf jedem Quadratzentimeter Haut liegen bei einer Frau im Durchschnitt beispielsweise rund 240 Reizempfänger, darunter berührungsempfindliche Nervenenden. Die Reizempfänglichkeit der Haut unterscheidet sich je nach Körperteil, und die erogenen Zonen

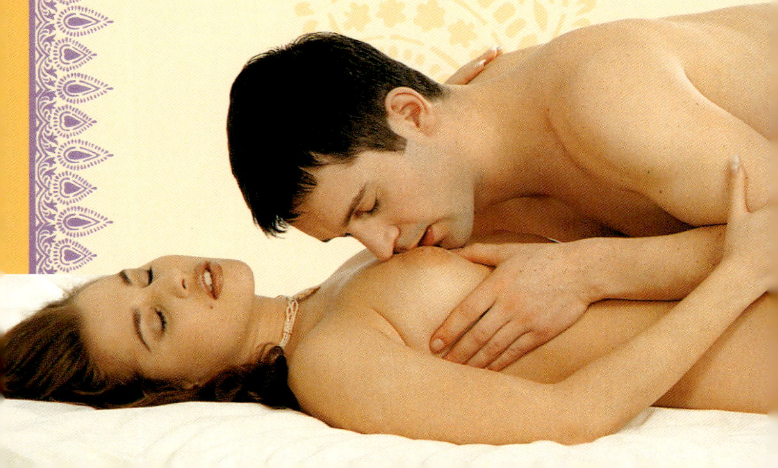

gehören zu den besonders berührungsempfindlichen.

Zu den sensibelsten Bereichen am Frauenkörper gehören die Brüste. Die Brüste einer Frau spielen bei der sexuellen Anziehung eine sehr wichtige Rolle. Die Frau ist unter den weiblichen Primaten die einzige, deren Brustdrüsen auch dann angeschwollen sind, wenn sie keine Milch produziert. Dies betont die Rolle der Brüste: Sie sind weit mehr als ein Mittel zu stillen. Die Brüste dienen nicht nur dazu, die Männer anzulocken, sondern gehören zweifellos auch zu den allerwichtigsten Lustzonen. Die Brustwarzen und die Warzenhöfe reagieren besonders empfindlich auf Berührung, und manche Frauen können allein durch Stimulation der Brustwarzen zum Orgasmus gelangen.

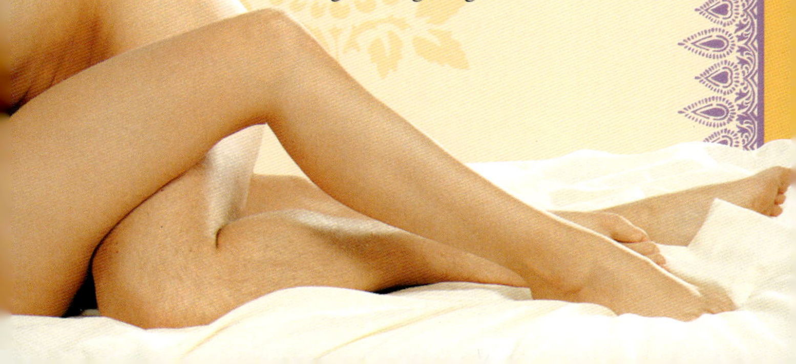

Die richtige Stimmung

Mit der gleichen Sorgfalt, mit der man seinen Körper auf die Liebe vorbereitet, sollte man auch ein dem Liebesspiel förderliches Ambiente schaffen, bevor man mit dem Liebesakt beginnt. Heute spielt die richtige Stimmung und Umgebung beim Liebesspiel für Paare eine ebenso große Rolle wie zu Zeiten des *Kamasutra*, und für die richtige Atmosphäre kann man sehr viel tun.

Hintergrundmusik zur Förderung der Stimmung ist eine gute Idee – sie sollte weder zu hart noch zu schnell sein, weil das nicht gerade zum Austausch von Zärtlichkeiten anregt, aber auch nicht so einschläfernd, dass man davon müde wird. Welchen Musikgeschmack Sie auch haben mögen, es ist auf jeden Fall wichtig, dass Sie und Ihr Partner sich entspannt und gleichzeitig wach und aufmerksam füreinander fühlen. Natürlich möchten Sie nicht gestört werden; wenn Sie also keinen Anrufbeantworter haben, stöpseln Sie am besten das Telefon aus.

Noch eins: Sexuelle Leidenschaft und reichlicher Genuss von Essen und Getränken scheinen untrennbar mit dem Bild des totalen Sinnenmenschen verbunden, in der Praxis funktioniert diese Kombination aber selten. Es mag zwar verlockend sein, die Liebesnacht mit einem üppigen Mahl oder, noch schlimmer, mit reichlichem Alkoholgenuss einzuleiten, beides tut aber weder Ihnen noch Ihrem Partner gut. Versuchen Sie nicht zu übertreiben, wenn Sie sich »in Stimmung bringen«.

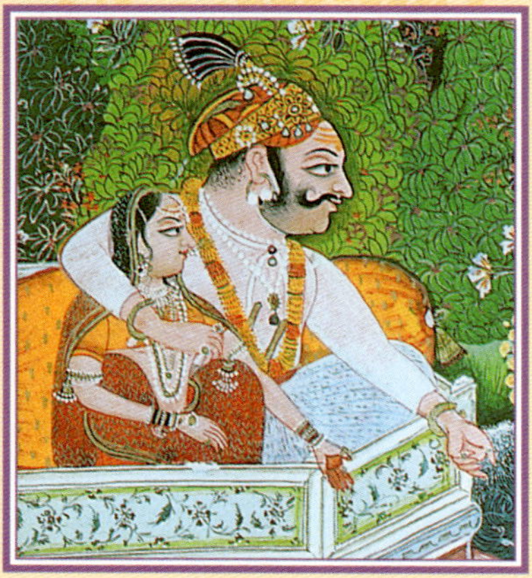

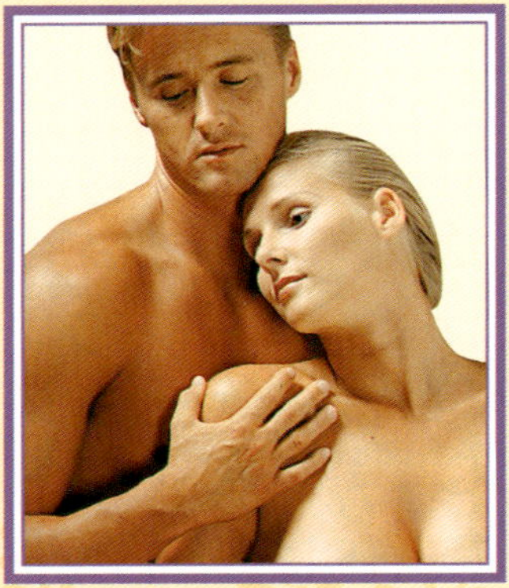

Der Rahmen für die Liebe

Achten Sie bei den Vorbereitungen für eine Liebesnacht darauf, dass das Zimmer bei kaltem Wetter warm genug (aber nicht stickig) und bei heißem Wetter erfrischend kühl ist. So unterschiedlich die moderne Welt und das Indien des *Kamasutra* auch sind, für beide gilt der Ratschlag von Vatsyayana, der uns sagt, wie der

Raum beschaffen sein sollte: »wohlriechend von schwerem Parfüm, mit einem Bett, weich, schön anzusehen, mit einem sauberen, weißen Laken bedeckt, in der Mitte tief, mit Girlanden und Blumensträußen darauf und einem Betthimmel darüber, und zwei Kissen, eins am Kopfende, eins am Fußende. Daneben sollte eine Art Liege stehen und am Kopfende davon ein Hocker, auf dem die wohlriechenden Salben für die Nacht stehen, dazu Blumen, Tiegel mit *collyrium* ...«

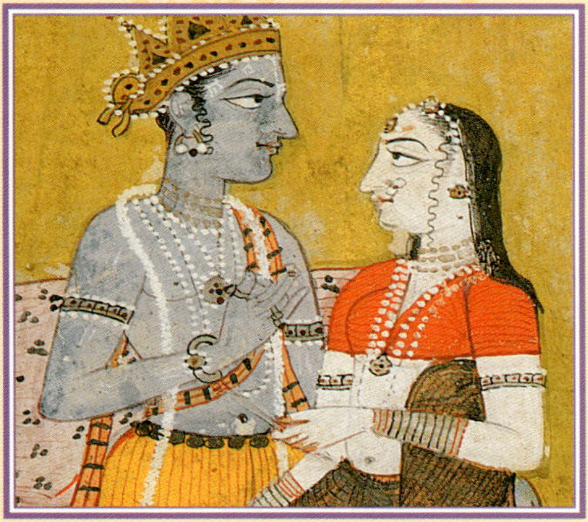

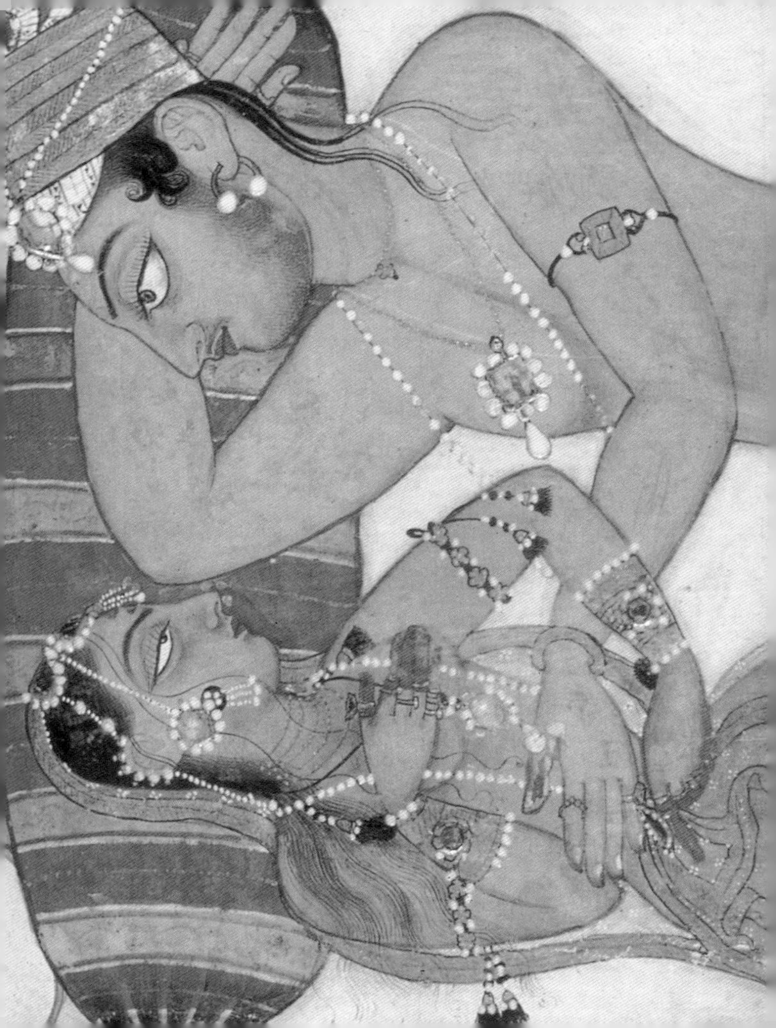

Berühren und Liebkosen

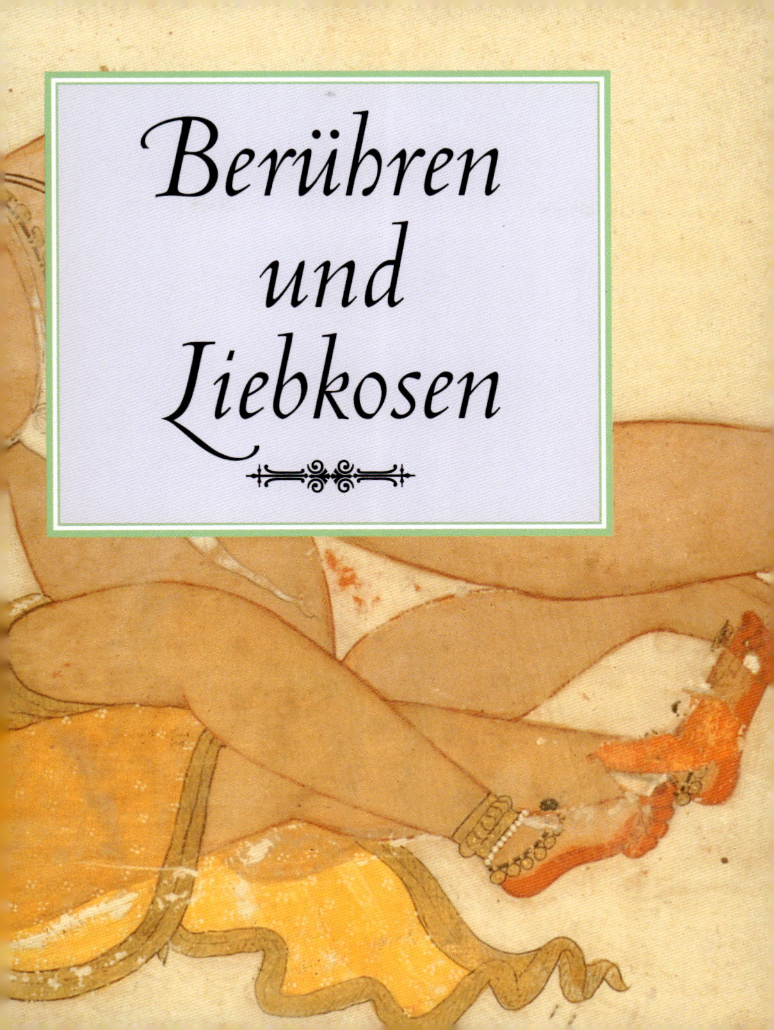

UMARMUNGEN

Das Umarmen – beziehungsweise die vielen unterschiedlichen Formen von Berührung und Liebkosung – spielt im *Kamasutra* eine zentrale Rolle. Vatsyayana unterteilt zunächst Umarmungen in acht Gruppen, diese wiederum in zwei Vierergruppen. Die erste Gruppe bezeichnet »die gegenseitige Liebe eines Mannes und einer Frau, die sich gerade getroffen haben«, die zweite solche Umarmungen, die »bei der Vereinigung« geschehen. Zu Letzterer gehören die »Kletterpflanze« und »Milch und Wasser«; beide werden auf den folgenden Seiten vorgestellt. Zusätzlich zu den acht Grundformen beschreibt Vatsyayana »vier Arten der Umarmung mit einzelnen Körperteilen« – den Schenkeln, dem *jaghana* (Unterleib) der Frau, den Brüsten und der Stirn. Die Beschreibung dieser Umarmungen war von

Vatsyayana wahrscheinlich eher als Kategorisierung beobachteter Verhaltensweisen gedacht, weniger als praktische Anleitung. Des Weiteren sinniert er über die Bedeutung gegenseitiger Körperpflege als Vorbereitung zum Liebesakt, über Kratzen und Haarspiele als lustvolle Alternativen zur normalen Umarmung.

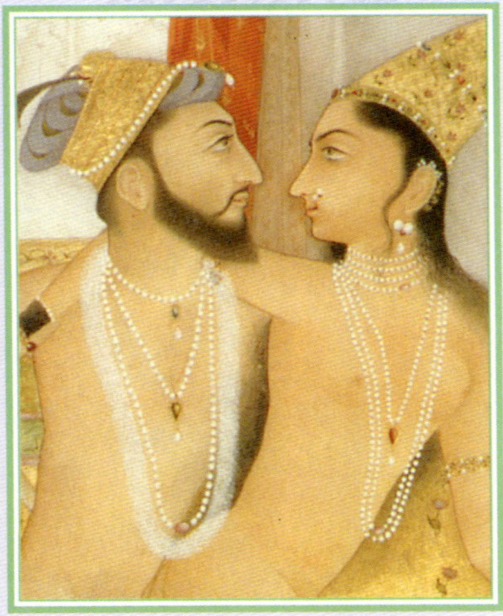

Die Kletterpflanze

»Diese Umarmung geschieht, wenn die Frau sich an den Mann schmiegt wie eine Kletterpflanze um einen Baum, seinen Kopf zum Kuss zu ihrem herunterzieht und leise seufzt oder stöhnt – gleichsam als wolle sie an ihm hochklettern.«

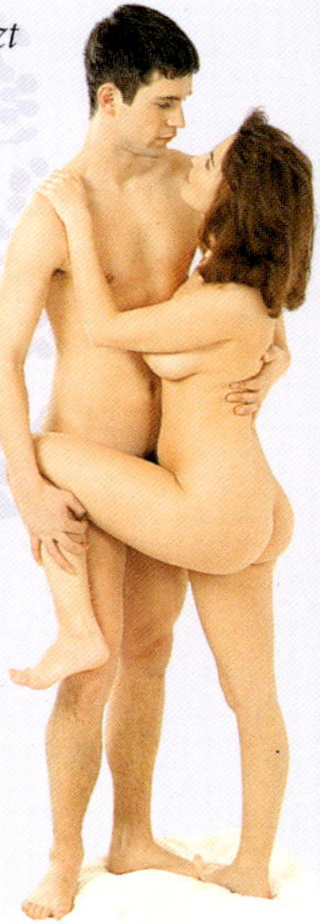

NACH DIESER BESCHREIBUNG setzt Vatsyayana offenbar voraus, dass die Frau kleiner ist als der Mann; das war zu seiner Zeit wahrscheinlich genauso der Normalfall wie heute.

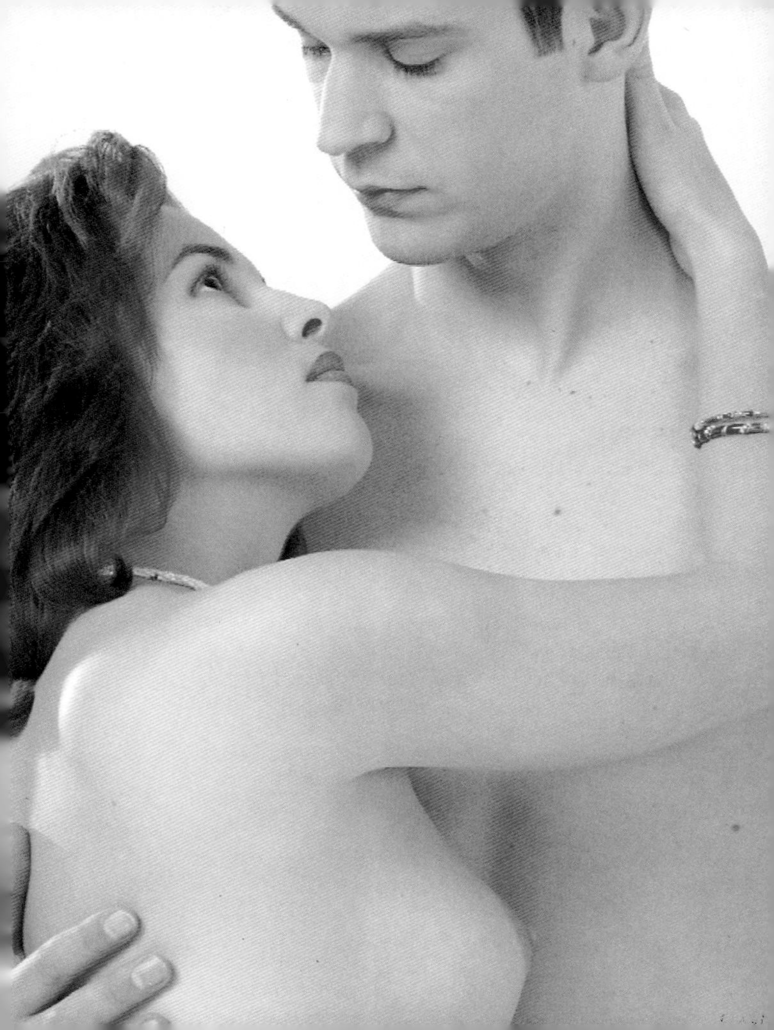

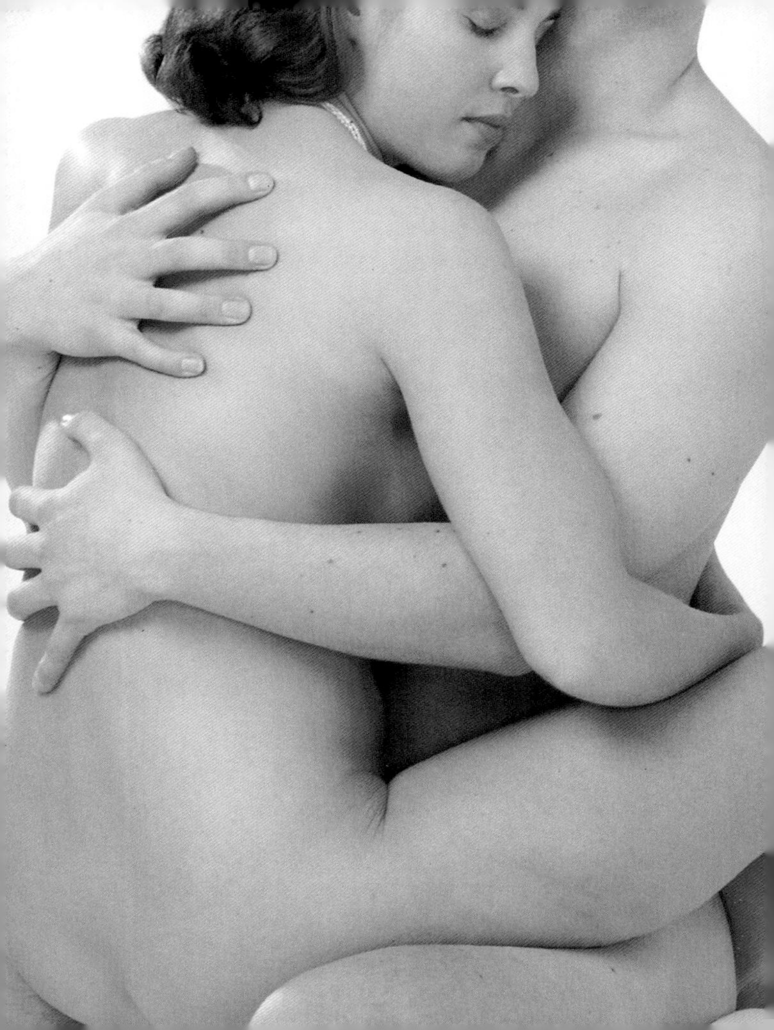

Eine Umarmung wie Milch und Wasser

» Wenn ein Mann und eine Frau sehr ineinander verliebt sind und einander ohne Rücksicht auf Schmerz oder Verletzung umarmen, als wollten sie in den Körper des anderen eindringen, und wenn die Frau auf dem Schoß des Mannes oder vor ihm oder auf dem Bett sitzt, dann nennt man dies eine Umarmung wie Milch und Wasser. «

DER NAME »MILCH UND WASSER« für diese Umarmung weckt Assoziationen eines vollkommenen Verschmelzens und beschreibt anschaulich, wie Liebende versuchen, sich ineinander zu verlieren, vor allem zu Beginn ihrer körperlichen Beziehung.

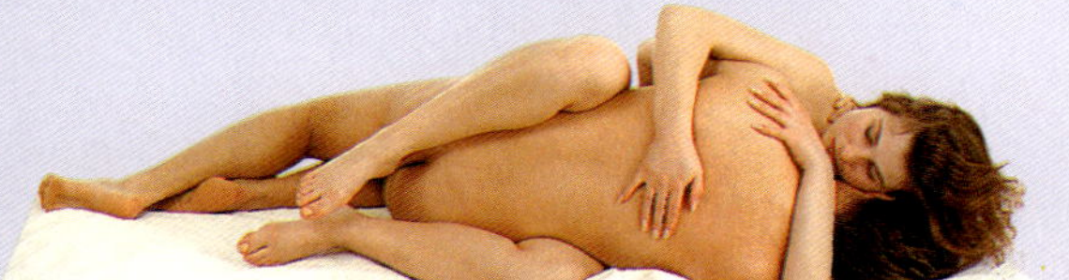

Körperpflege

»Der Mann sollte sich nicht öfter als alle vier Tage rasieren. Die Frau möchte aber wahrscheinlich beim Küssen nicht gern von den Bartstoppeln ihres Partners zerkratzt werden. Statt ihn zu bitten, sich vor dem Liebesakt zu rasieren, könnte sie selbst versuchen, ihn zu rasieren. Die Rasur ist jedoch nicht nur Männern vorbehalten, denn viele Frauen rasieren ihre Beine und Achselhöhlen, einige auch ihr Schamhaar; manche Männer finden einen haarlosen Schambereich sehr erotisch.«

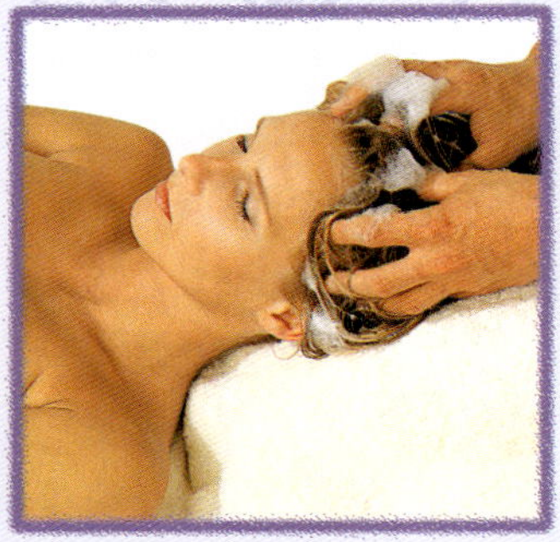

GEGENSEITIGE Körperpflege ist keineswegs ein unerlässliches Ritual, wenn man aber den Vollzug des Liebesakts hinauszögert und sich auf die Reize des anderen konzentriert, kann man damit die Vorfreude steigern. Außerdem werden die Partner in ihren Gefühlen von Zärtlichkeit, Vertrauen und Zuneigung bestärkt. In einer neuen Beziehung baut man so Hemmungen ab, in einer bestehenden verstärkt man die Bindung. Gegenseitiges Rasieren oder Haarewaschen sind geradezu ideal, um vor der Liebe ein stärkeres Gefühl von Nähe und Vertrauen zu erzeugen.

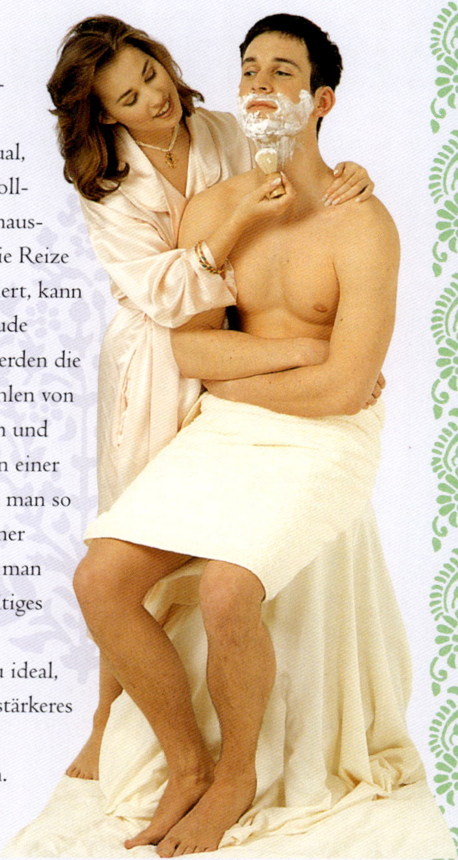

Sinnliche Massage

»Seit Jahrtausenden wird die Massage als wohltuendes Mittel geschätzt, um Müdigkeit und Anspannung zu vertreiben. Da wir aber Berührungen mit Sex gleichsetzen, scheuen wir uns aus Angst vor Missverständnissen, andere anzufassen. Diese Angewohnheit übertragen wir manchmal ganz unangebracht auf unsere Partner; wir beschränken uns auf rein sexuelle Handlungen und meiden jede systematische sinnliche Berührung. Viele Liebende verzichten auf die Kraft der Massage; damit entgeht ihnen nicht nur eine große Lustquelle, sondern auch ein Mittel, den Körper entspannter und empfänglicher für die Liebe zu machen. Massieren Sie die Vorderseiten der Schultern, die Seiten des Halses, die Wangen und Jochbeine, dann Schläfen und Stirn. Streichen Sie mit den Fingern leicht über Kinn und Lippen, Augen und Nase. Viele Menschen genießen auch eine Kopfmassage, bei der die Kopfhaut wie beim Haarewaschen massiert wird.«

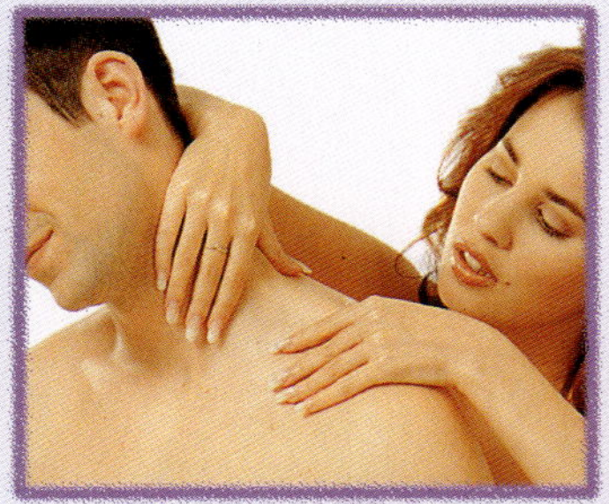

DIE RÜCKENMASSAGE führt man mit sanftem, erotischem Druck aus: vom Gesäß aufwärts, mit gespreizten, parallel geführten Händen; die Daumen zeigen nach innen zur Wirbelsäule. Man arbeitet sich bis zum Nacken vor, dann nach außen zu den Schultern, anschließend lässt man die Hände über die Seiten langsam zum Gesäß gleiten. Diese Massage etwa zehnmal wiederholen.

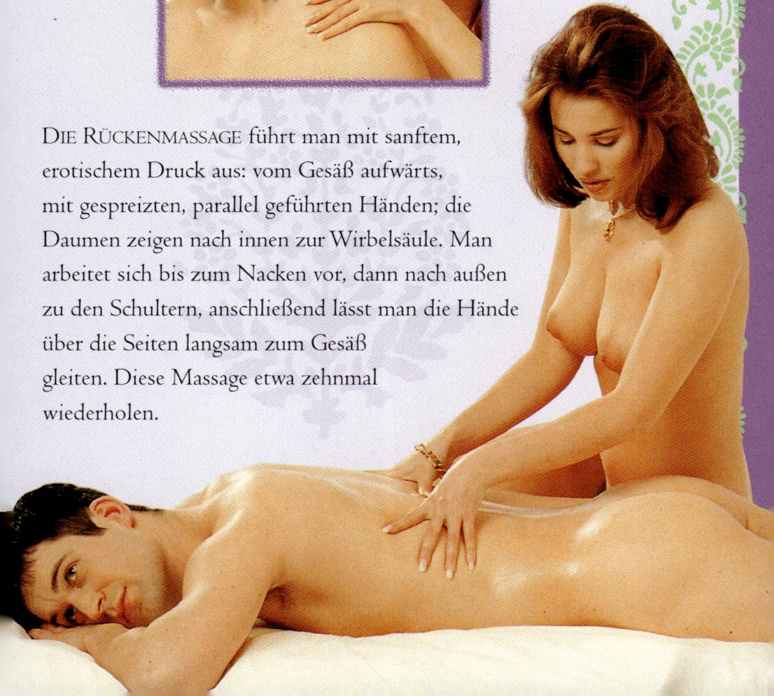

Massage-Grundgriffe

Die Grundregeln der Massage lassen sich schnell erlernen. · Alle hier aufgeführten Griffe eignen sich für eine Technik, die Ihnen einen erhöhten Liebesgenuss verspricht.

STREICHEN Die Handflächen streichen flach über die Haut, jeder Griff wird durch das Körpergewicht unterstützt. Mit diesem Griff sollte man jede Massage einleiten und beenden.

KNETEN Mit leicht gekrümmten Händen wird die Haut in glatten, gleichmäßigen Bewegungen geknetet.

KREISEN Finger- oder Daumenkuppen beschreiben kreisförmige Bewegungen, um Muskelverspannungen entlang der Wirbelsäule zu lösen. Die Wirbelsäule selbst auslassen.

TROMMELN Leichte Handkantenschläge – wie beim Karate, nur sanfter – wirken aufmunternd.

KLOPFEN Bei der Klopfmassage lockert man die Muskulatur durch sanfte Schläge, entweder mit leicht geballten Fäusten oder mit gekrümmten Händen.

Bei allen Massagetechniken und -griffen arbeitet man mit gleichmäßigen, rhythmischen, symmetrischen Bewegungen. Benutzen Sie immer ein geeignetes Öl (siehe unten) und stimmen Sie die Stärke des Drucks mit dem Partner ab, denn die Massage sollte immer für beide Seiten ein Genuss sein. Außerdem sollten Sie Ihre eigenen Bedürfnisse vorübergehend hintanstellen und sich ganz auf das Vergnügen Ihres Partners konzentrieren. So können Sie Lust in vollen Zügen spenden und empfangen.

Man kann seinen Partner mit trockenen Händen massieren, die Bewegungen sind jedoch vor allem bei Anfängern geschmeidiger, wenn man ein Massageöl oder eine ölfreie Massagelotion benutzt. Nuss- oder pflanzliche Öle sind in großer Auswahl erhältlich.

Mehr sinnliche Massage

» Massageöle wirken am besten, wenn man sie ein paar Sekunden durch Reiben in den Händen anwärmt. Kalt wirken sie auf der Haut wie ein Schock. Ölen Sie vor der Behandlung jeden Bereich separat ein, nicht gleich den ganzen Körper: Tragen Sie eine kleine Menge auf die zu massierende Körperstelle auf und reiben Sie die Haut mit geschmeidigen, aber festen Strichen ein. Nach der Massage lässt man das Öl in die Haut einziehen. «

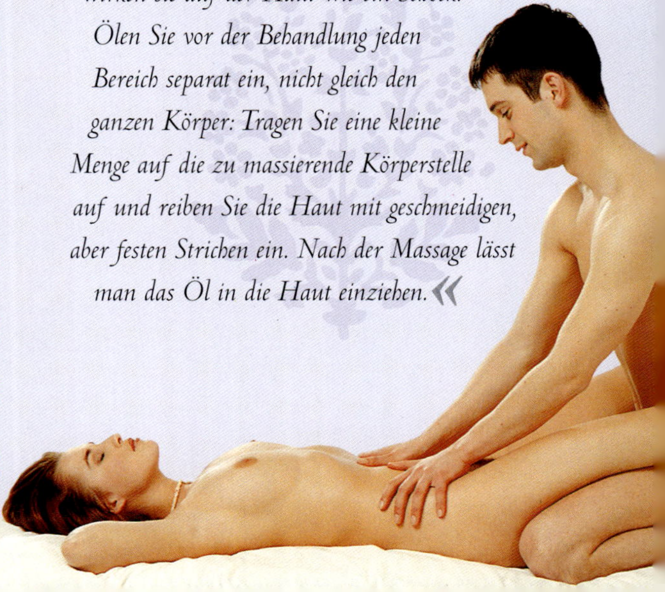

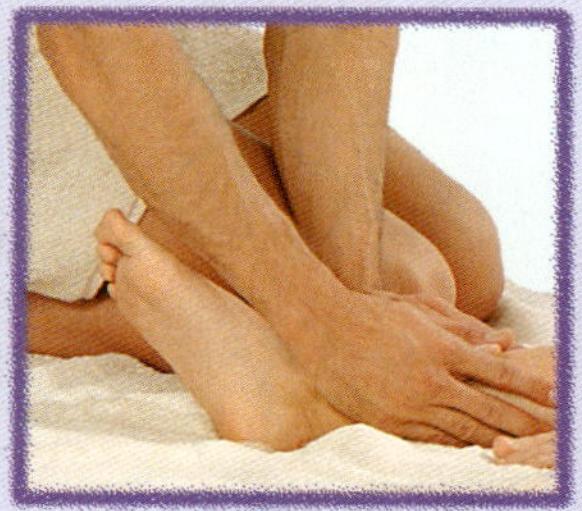

Der Partner legt sich auf den Bauch, und Sie beginnen die Massage an seinen Zehen – dehnen, kneten und biegen Sie jeden nach oben und reiben Sie dann sanft die Zwischenräume. Danach streichen Sie mit den Handflächen fest über die Fußsohlen, dann über den Spann. Heben Sie die Beine nacheinander an und machen Sie kreisende Bewegungen mit den Füßen, bis diese sich locker und entspannt anfühlen. Massieren Sie langsam aufwärts und widmen Sie sich besonders den Fesseln, Waden, Kniekehlen und der Rückseite der Oberschenkel.

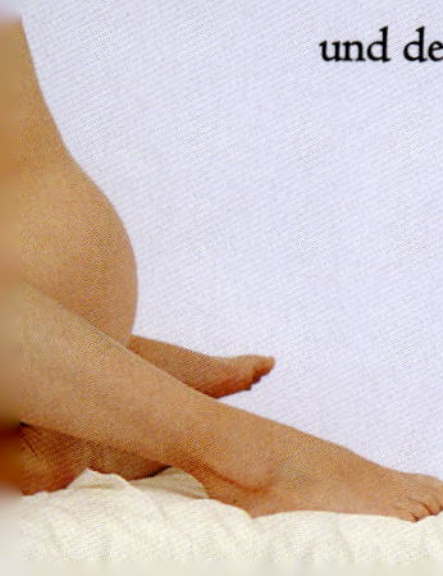

Kratzen

»Liebende benutzen oft ihre Fingernägel, um beim Abschied oder Treffen oder bei der Versöhnung nach einem Streit ihre Leidenschaft auszudrücken; aber auch das Drücken oder Kratzen mit den Nägeln beim Liebesakt wirkt oft erstaunlich erotisch. In vielen Kulturen zeigen Nagelmale auf Brust oder Hals einer jungen Frau aller Welt, dass sie in festen Händen ist. Solche Spuren rufen oft Bewunderung hervor.«

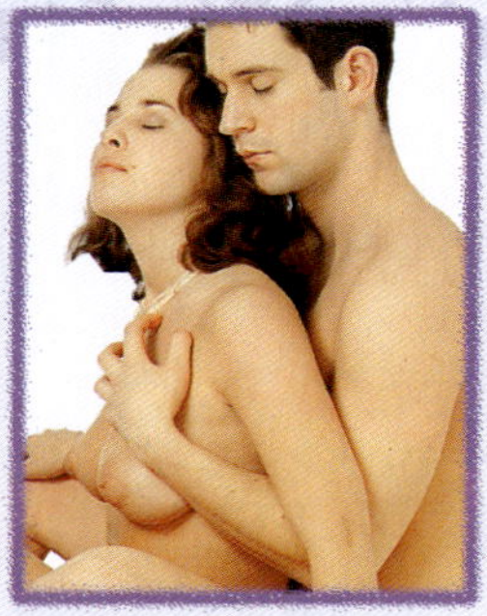

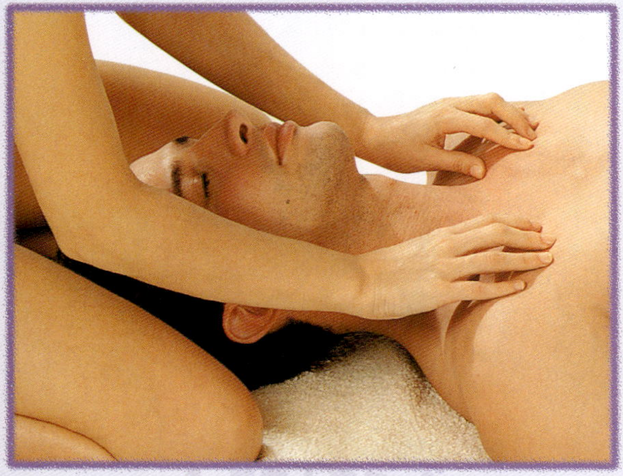

WENN LIEBESSPUREN von Leidenschaft, nicht von Wut oder Brutalität herrühren, finden beide Partner sie vielleicht bisweilen ganz amüsant. Wollen Sie Ihrem Partner Kratzspuren beibringen, vergewissern Sie sich zunächst, dass Ihre Nägel sauber und nicht eingerissen sind. Dann können Sie auf seiner Haut kurzlebige Spuren hinterlassen.

Sie wollen mit diesen Spuren ja wohl kaum den »Besitz« Ihres Partners anzeigen wie im alten Indien, also übertreiben Sie es nicht mit dem Kratzen. Wenn man zu viel Druck ausübt, kann das sehr schmerzhaft sein!

Haarspiele

»Frauenhaar ist für den Mann immer faszinierend. Zu den Künsten, die sie erlernen sollte, gehört auch die Haarpflege mit Parfüm. Die Macht, die ihr Haar ausübt, kommt ihr zugute, wenn ihr Partner ihr Haar preist und liebkost und damit ihre Begierde weckt, die er dann zu befriedigen sucht.«

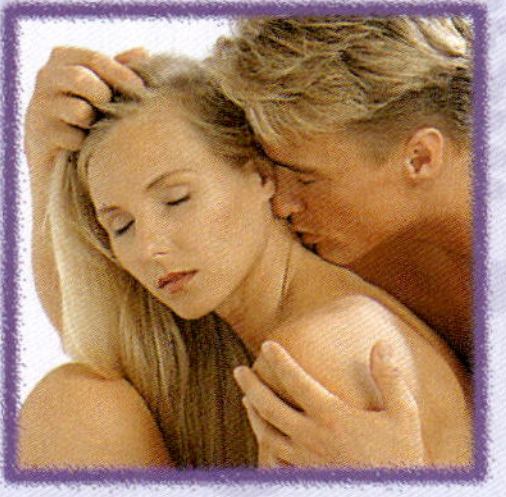

LIEBEVOLLE BERÜHRUNGEN sind einer der wichtigsten Bestandteile intimer Beziehungen, und wenn der Mann durch die Haare seiner Partnerin streicht, während sie mit seinem Haar spielt, erhöht das den Reiz der Berührung und steigert die Lust.

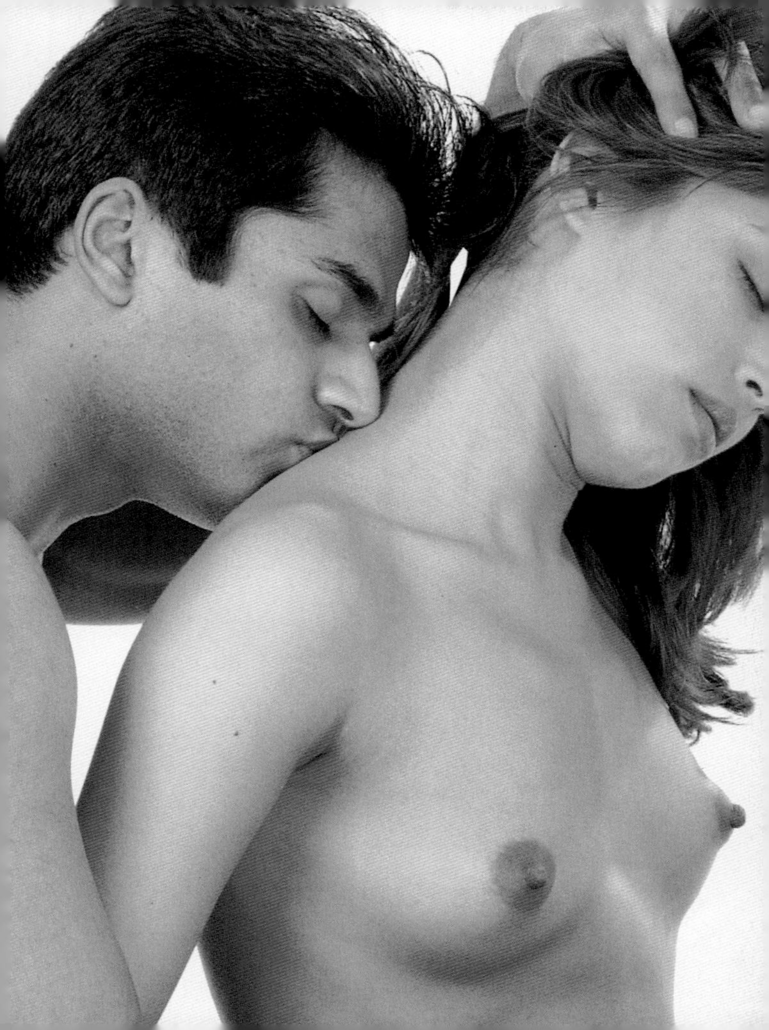

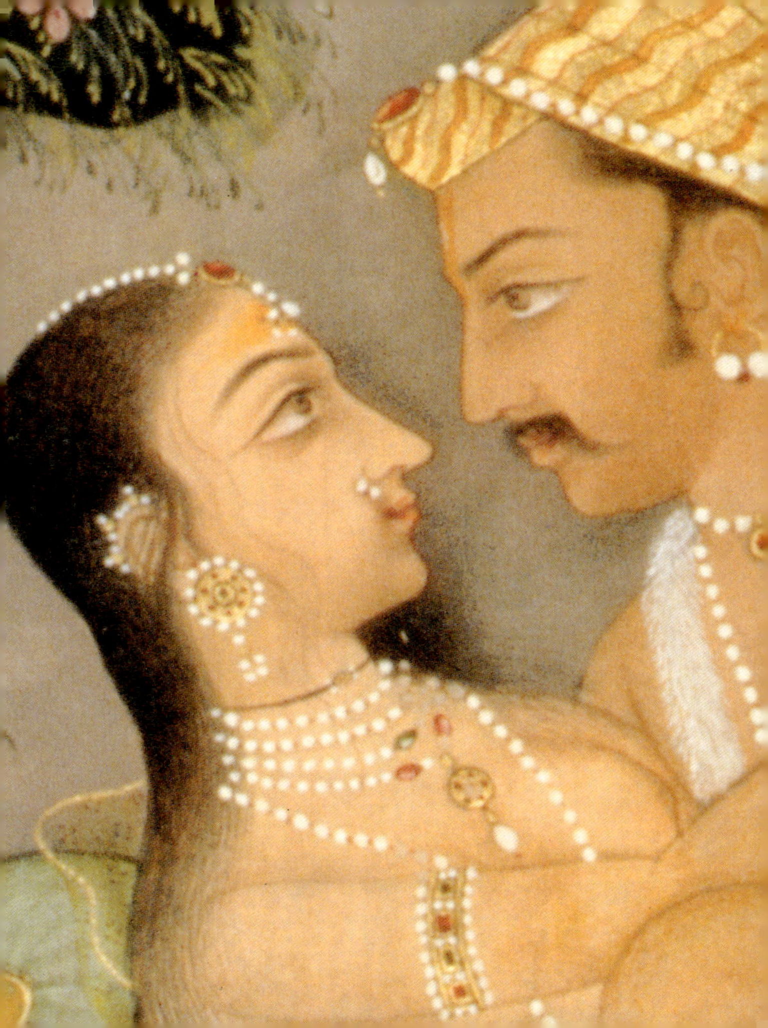

Küssen

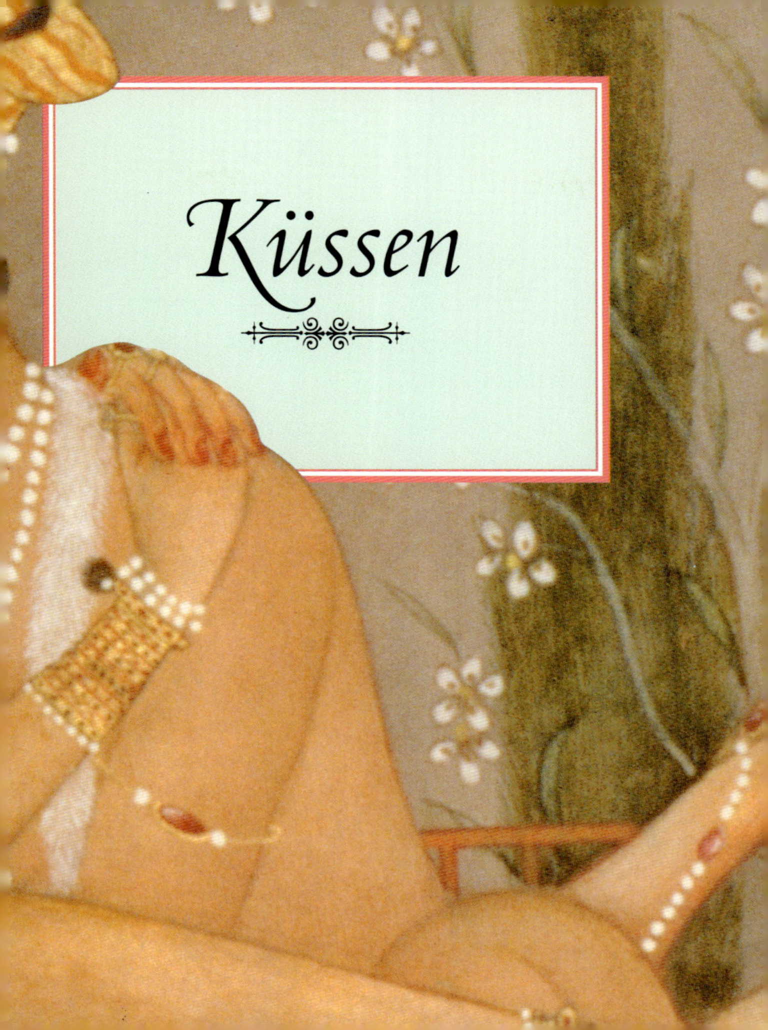

KÜSSEN

Der Mund gehört zu den sensibelsten und vielseitigsten Körperpartien – mit Lippen oder Zunge kann man den Partner an jeder Stelle des Körpers küssen, lecken, saugen, lutschen oder anknabbern. Küssen ist eine Kunst für sich und das *Kamasutra* huldigt dieser Vielfalt durch detaillierte Beschreibungen der verschiedenen Arten von Küssen und der Gelegenheiten, bei denen sie angebracht sind. Die Skala der Küsse reicht vom flüchtigen Lippenkontakt bis zum tiefen Eindringen mit der Zunge. Dazwischen liegt eine Vielzahl von Varianten, und vielleicht beschreibt das *Kamasutra* die verschiedenen Kusstypen gerade deshalb so detailliert, weil diese Kunst damals genauso wenig gewürdigt wurde wie heute.

Vatsyayana beschreibt den Kuss als wesentlichen Bestandteil des Vorspiels für erfahrene Liebhaber. Er betont immer wieder, wie wichtig er Küsse findet, und beschreibt die verschiedenen Kussarten genauso gründlich – wenn auch nicht so methodisch – wie die zahlreichen Umarmungen und Liebesstellungen des *Kamasutra*.

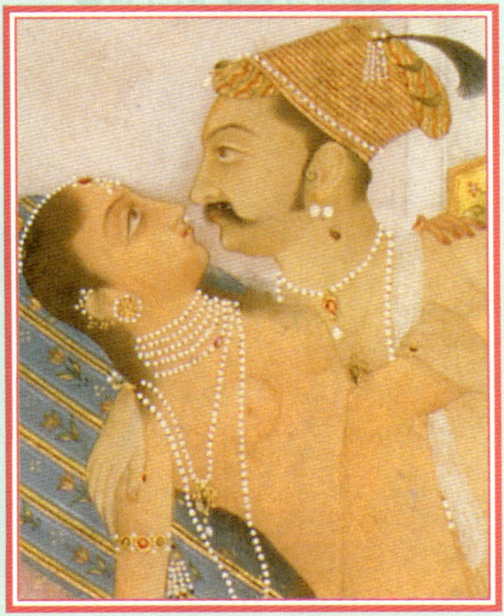

Sinnliche Küsse

»Der gerade Kuss ist der Name für einen Kuss, bei dem die Lippen der beiden Liebenden sich direkt berühren.«

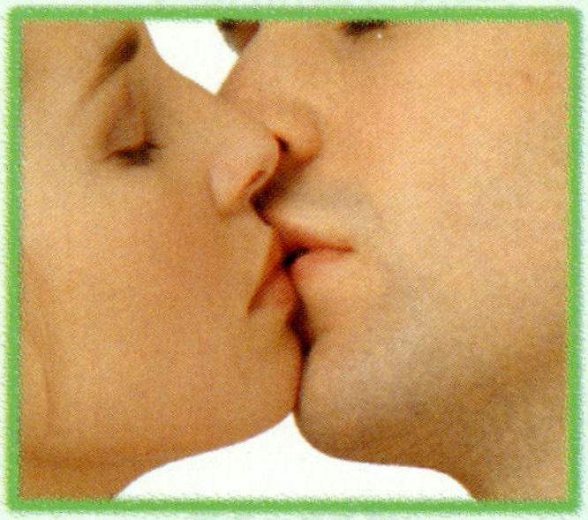

KÜSST EIN PAAR sich so, mit nur leicht zur Seite geneigtem Kopf, ist ein Eindringen mit der Zunge kaum möglich. Deshalb drückt der gerade Kuss keine starke Leidenschaft aus; durch ihn zeigt man auf sanfte Art seine Zuneigung und bringt sein erwachendes Begehren zum Ausdruck. Einen solchen Kuss tauschen frisch Verliebte häufig in den ersten Augenblicken ihrer körperlichen Beziehung aus.

» Beim geneigten Kuss neigen die Partner die Köpfe zueinander und küssen einander in dieser schrägen Haltung. «

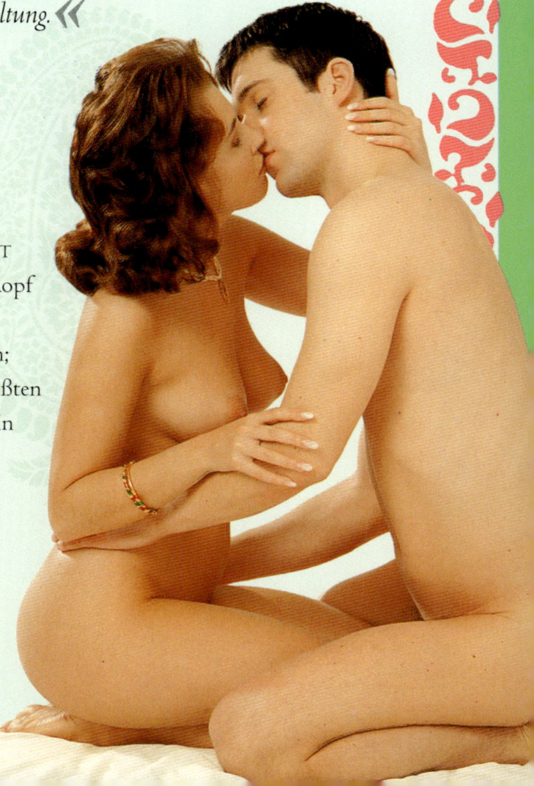

DER KUSS MIT LEICHT zur Seite geneigtem Kopf gehört zu den natürlichsten Kussvarianten; er ermöglicht den größten Lippenkontakt und ein tiefes Eindringen der Zunge. Damit zeigt man während des Vorspiels besonders deutlich seine Leidenschaft und kann die Erregung wunderbar steigern.

Mehr Küsse

» Wenn einer das Gesicht des anderen an Kopf und Kinn fasst, hochhebt und ihn dann küsst, nennt man das einen gewendeten Kuss. «

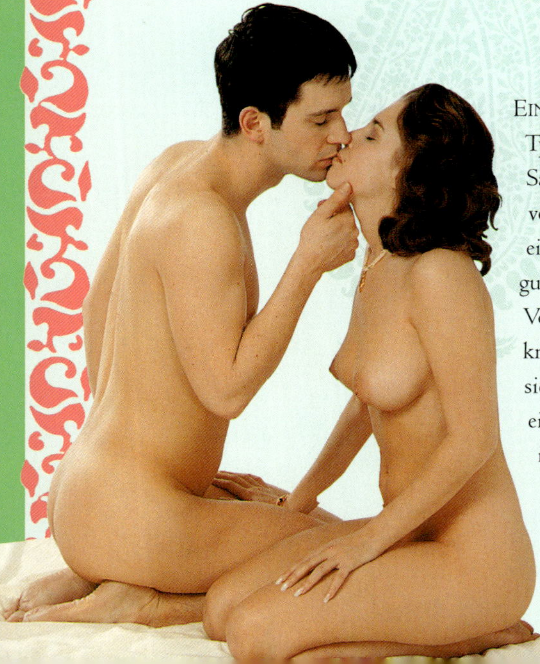

EIN KUSS dieses Typs weckt vor allem Sanftheit und liebevolle Zärtlichkeit. Er eignet sich besonders gut zu Beginn eines Vorspiels, wenn man kniet, oder wenn man sich sehr langsam, einander zugewandt, im Sitzen oder Stehen liebt.

»Nach dem gewendeten Kuss kann man den gepressten Kuss ausprobieren, bei dem die Unterlippe kräftig gedrückt wird, oder den unten abgebildeten stark gepressten Kuss, bei dem der Partner die Unterlippe des anderen festhält, mit der Zunge berührt, dann mit großer Heftigkeit küsst.«

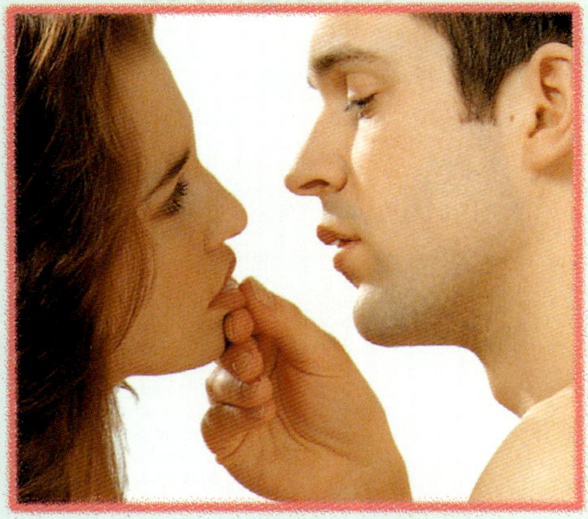

DIES SIND EIGENTLICH KEINE KÜSSE, sondern eher erotische Vorspiele zum Kuss. Das Festhalten und heftige Küssen der Lippe ist eine erregende Variation.

Küsse und Spiele

Das *Kamasutra* beschreibt ein Kuss-Spiel für verliebte Paare: »Beim Küssen kann man darum wetteifern, wer sich zuerst der Lippen des anderen bemächtigt. Verliert die Frau, tut sie so, als weine sie, wehrt den Mann durch Handbewegungen ab, wendet sich von ihm ab, streitet mit ihm und sagt: ›Spielen wir noch einmal.‹«

»Verliert sie ein zweites Mal, gibt sie sich noch bekümmerter, und wenn ihr Partner nicht Acht gibt oder eingeschlafen ist, nimmt sie seine Unterlippe fest zwischen ihre Zähne. Sie lacht, lärmt, verspottet ihn, tanzt herum und macht alle möglichen Scherze. Dabei lässt sie die Augenbrauen spielen und verdreht die Augen. Auch mit Druck, Biss oder Schlag lässt sich dieses Spiel spielen.«

In seinem Kapitel über den Kuss beschreibt Vatsyayana drei Arten, wie ein junges Mädchen ihren Partner küssen könnte. Zu den geküssten Stellen gehören »die Stirn, die Augen, die Wangen, der Hals, der Oberkörper, die Brüste, die Lippen und das Innere des Mundes«.

Der einfache Kuss

»Wenn ein Mädchen nur den Mund ihres Liebsten mit ihrem berührt ... nennt man das den einfachen Kuss.«

Der pochende Kuss

»Möchte ein Mädchen die Lippe berühren, die sich in ihren Mund presst, und bewegt es deshalb ihre Unterlippe, aber nicht die Oberlippe, nennt man dies den pochenden Kuss.«

Der Berührungskuss

»Berührt ein Mädchen die Lippe ihres Liebsten mit der Zunge, schließt es die Augen und legt ihre Hände auf die ihres Liebsten, spricht man von einem Berührungskuss.«

Küsse auf den Körper

»Die Intensität des Kusses hängt von der Körperstelle ab, die man küsst: gemäßigt, saugend, gepresst oder sanft.«

ZWAR SIND LIPPEN und Brüste besonders empfänglich für Berührungen durch den Mund, aber alle Körperteile, auch die Gliedmaßen, reagieren auf Küsse: Im Allgemeinen ist die Lust umso intensiver und unwiderstehlicher, je näher man den Genitalien kommt. Dabei muss keiner der Partner passiv bleiben, denn Küsse auf den Körper können beide Partner gleichzeitig genießen.

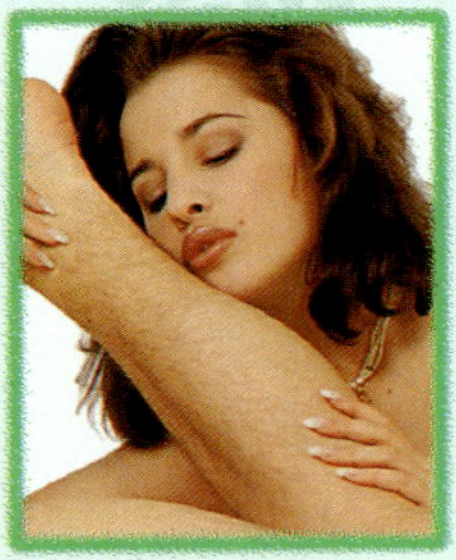

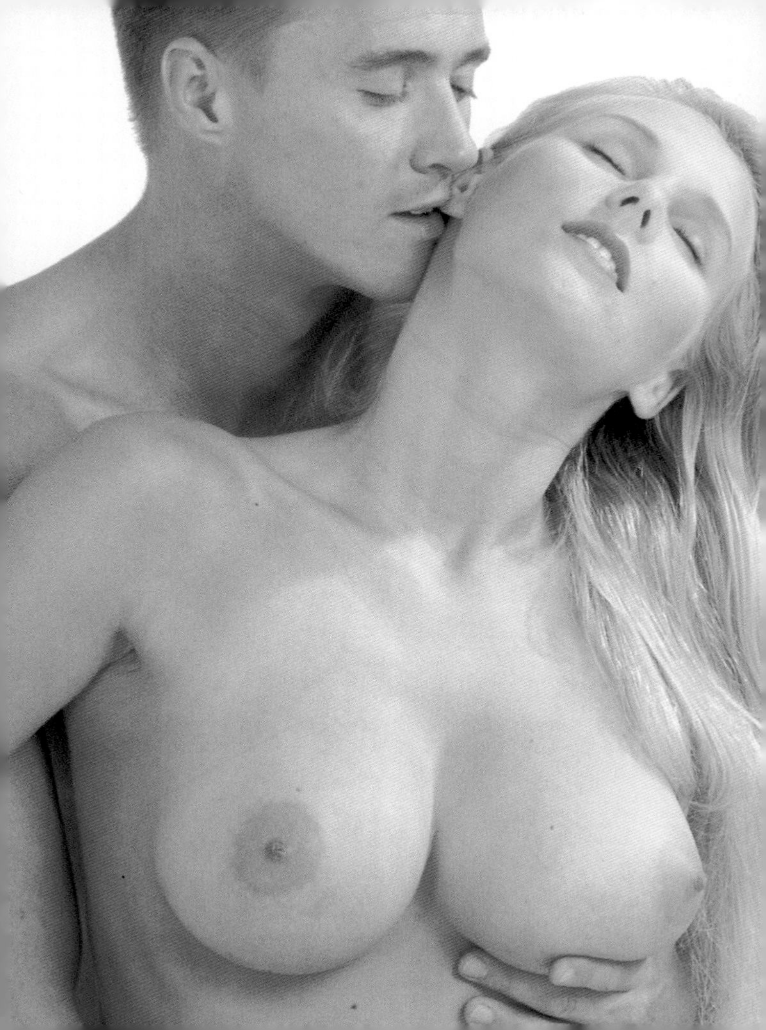

Küssen und Lecken

»Ein liebevoller Partner sollte sensiblen Bereichen wie den Brüsten und Brustwarzen, der Innenseite der Oberschenkel und den Kniekehlen besondere Aufmerksamkeit widmen. Je mehr Selbstbeherrschung man beim Hinauszögern der Penetration aufbringt, umso reicher ist anschließend die Belohnung. Wer den Körper seines Partners über und über mit Küssen bedeckt oder mit der Zunge erforscht (Zungenbad), kann die Erwartung aufs Wunderbarste steigern.«

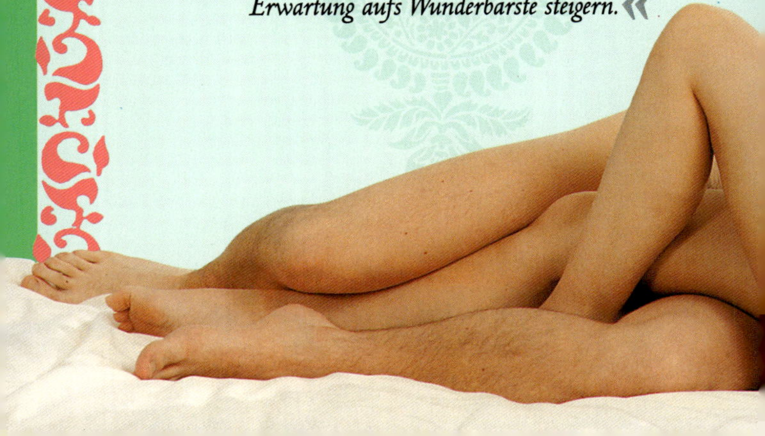

BEIM KÜSSEN DER BRÜSTE wirken leichte Küsse auf die gesamte Brust am erregendsten, an den Brustwarzen hingegen darf man sanft saugen oder knabbern. Sie verdienen besondere Aufmerksamkeit, denn auf viele Frauen wirkt die Stimulation der Brustwarzen stark erregend.

Ein aufmerksamer Liebhaber nimmt sich reichlich Zeit, die Brüste seiner Partnerin zu küssen und zu liebkosen, denn dies ist für viele Frauen sowohl emotional befriedigend als auch körperlich erregend. Vernachlässigt der Mann die Brüste zu Gunsten der Genitalien, fühlen sich Frauen häufig um ihre Lust betrogen.

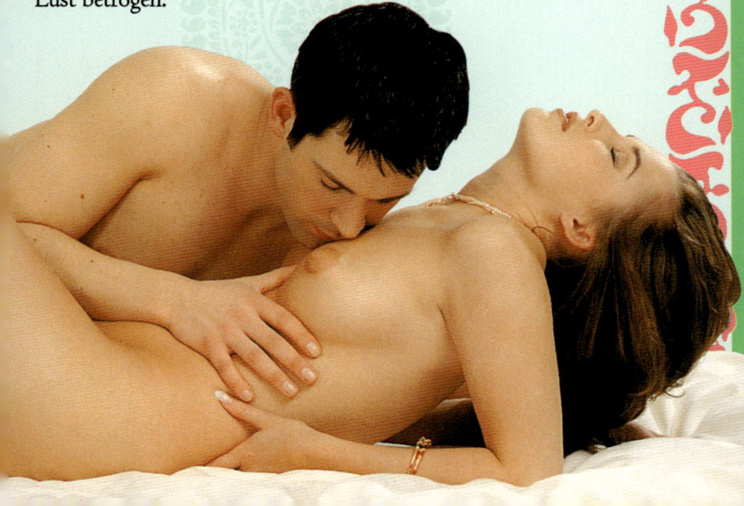

Beißen

»Bisse und Zahnmale an den Brüsten nennt man ›die geborstene Wolke‹ – das sind Bissmale, die von den Zahnzwischenräumen herrühren und ungleichmäßige, kreisförmige Eindrücke hinterlassen.«

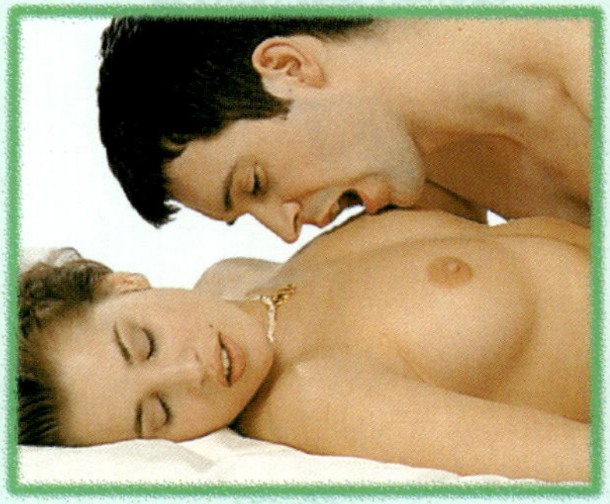

DIE MEISTEN PAARE, DIE SICH GERN Liebesmale zufügen, verletzen dabei nicht die Haut, sondern saugen lediglich kräftig, um ein Zeichen ihres Besitzes zu hinterlassen. Diese Art von rituellem Beißen, bei der die Haut zwischen die Zähne gesogen, aber nicht verletzt wird, dient einem ähnlichen Zweck.

» Der ›Biss des Ebers‹ ist der Name eines Bisses, bei dem die Schulter markiert wird. Bei diesem Biss entstehen viele breite Reihen von Malen dicht nebeneinander mit roten Zwischenräumen. Diese Male hinterlässt man auf den Brüsten und Schultern; die beiden letztgenannten Arten von Bissen sind typisch für äußerst leidenschaftliche Menschen. «

FORSCHUNGEN HABEN ERGEBEN, dass Frauen während des Liebesakts gern beißen, während Männer dem eher ambivalent gegenüberstehen, erst recht, wenn sie gebissen werden. Man hat das folgendermaßen zu erklären versucht: Da Männer im Allgemeinen muskulöser seien als Frauen, neigten sie eher dazu, ihre Leidenschaft durch heftige Körperbewegungen, nicht durch Bisse zu artikulieren.

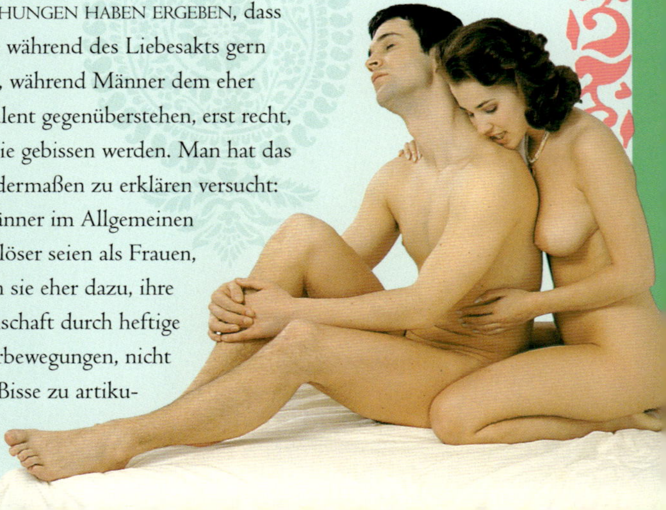

Cunnilingus

» Die Klitoris ist wahrscheinlich der sensibelste Teil des Frauenkörpers und spricht am besten auf die Stimulation durch Lippen und Zunge an. Wählen Sie eine Stellung, in der Sie mit der Zunge aufwärts über Schwellkörper und Eichel der Klitoris fahren können. Ihre Partnerin kann dabei stehen, sitzen oder auf dem Rücken liegen; gehört sie zu den vielen Frauen, die einen langen Cunnilingus genießen und dabei mehrere Orgasmen erleben, wird sie sich in der Regel im Liegen am wohlsten fühlen. Stimulieren Sie nacheinander beide Seiten der Klitoris, immer von unten. Streichen Sie nur ganz leicht über die Eichel und versuchen Sie die Unterseite der Schwellkörper mit der Zungenspitze hin und her zu bewegen. «

DURCH STIMULIEREN DES DAMMS können Sie das Vergnügen Ihrer Partnerin am Liebesakt noch steigern. Legen Sie sich zwischen ihre weit gespreizten Beine und lecken Sie ihren Damm. Dies ist die Stelle zwischen Scheide und Anus; bei den meisten Frauen liegen dort viele Nervenenden, so dass sie dort besonders empfänglich für Berührung, Streicheln und Lecken ist. Eine Stimulation des Damms kann im höchsten Grade erregend wirken.

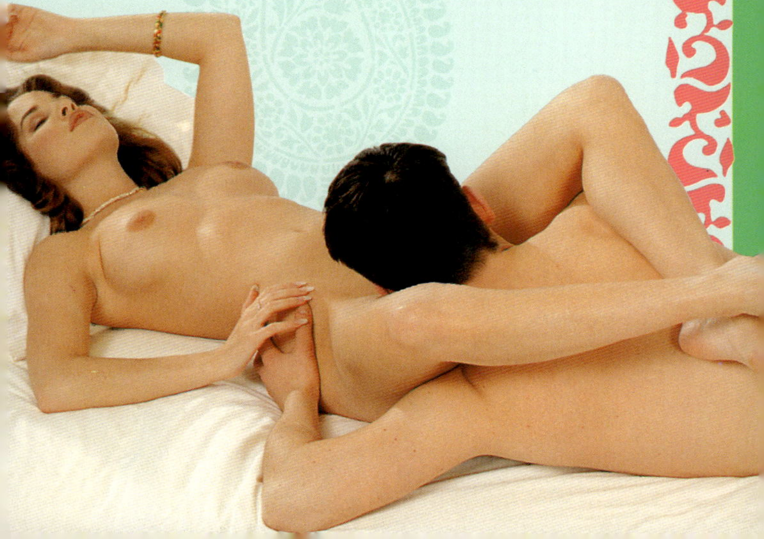

Orale Lust

» Beim oralen Sex steigert man die Erregung der Frau langsam und hoch erotisch, wenn man Bauch, Unterbauch und die Innenseiten der Oberschenkel küsst und leckt und sich langsam zu den Genitalien vorarbeitet. Küssen und lecken Sie nun ihren Schamhügel, die äußeren Schamlippen und schließlich die Klitoris. Solch eine langsame Annäherung, bei der man vielleicht sogar bei den Brüsten und Brustwarzen beginnt und sich dann nach unten bewegt, steigert die sexuelle Spannung. Außerdem ist sie hilfreich, wenn sich die Frau nicht ganz sicher ist, ob sie oralen Sex will. «

NACHDEM SIE IHRE PARTNERIN durch das Küssen und Lecken von Klitoris und Damm erregt haben, steigern Sie die Stimulation, indem Sie die Zunge immer wieder in die Scheide schnellen lassen. Verwenden Sie dabei zunächst nur die Zungenspitze, dann auch die Zungenwurzel, danach wechseln Sie zwischen beiden ab.

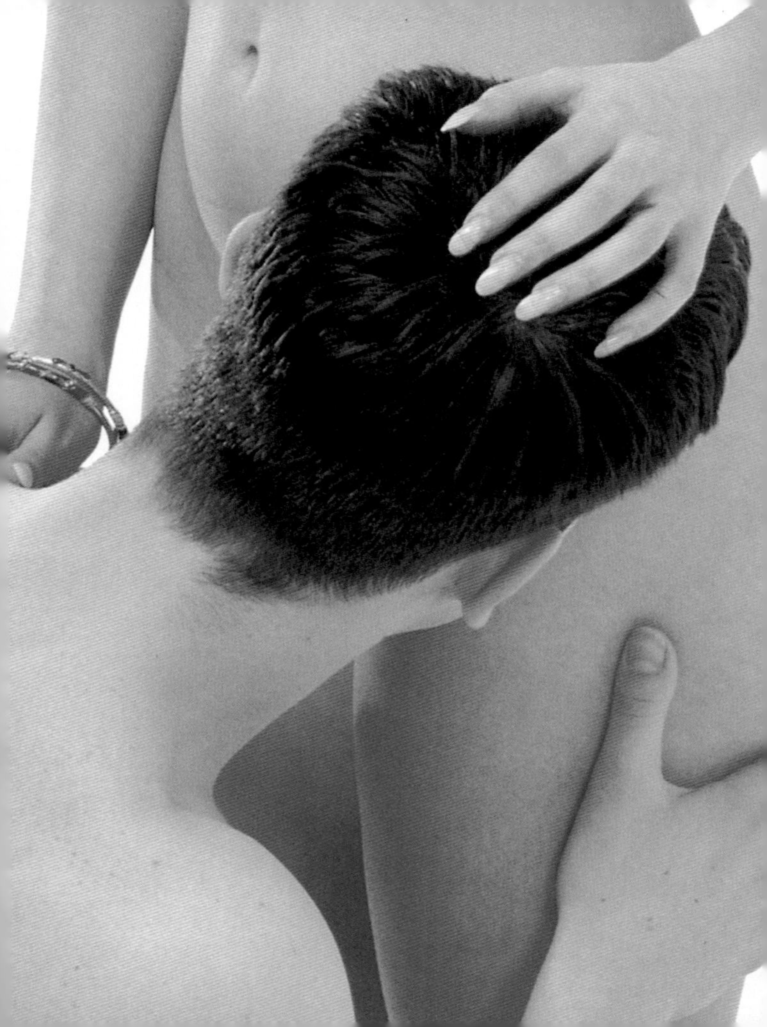

Fellatio

» Zu Beginn der Fellatio lecken Sie an seinem Glied wie an einer Eistüte. Halten Sie den Penisschaft in einer Hand und lecken Sie mit der Zungenwurzel immer wieder von unten nach oben, erst auf einer, dann auf der anderen Seite. Versuchen Sie Druck, Länge und Intensität Ihrer Zungenstriche zu variieren, um Ihrem Partner eine möglichst große Bandbreite an Empfindungen und Lustgefühlen zu bieten. «

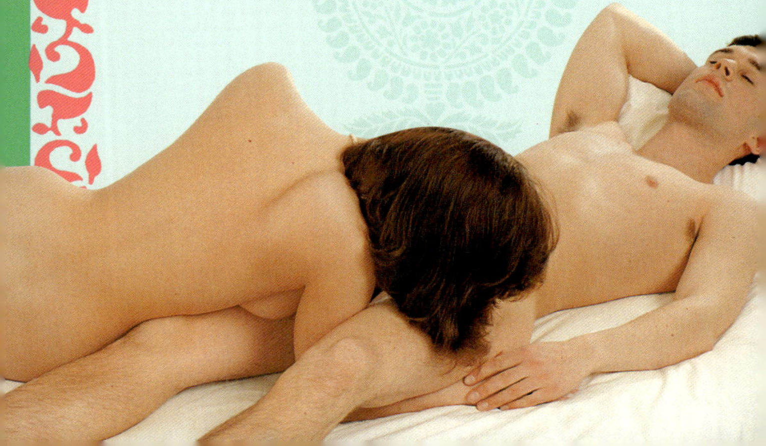

BESONDERS ERREGEND wirkt es, wenn die Zunge leicht über die Unterseite des Penis gleitet. Vielleicht müssen Sie zu Anfang den Penis an der Wurzel festhalten, mit etwas Übung werden Sie diese Technik aber auch freihändig beherrschen. Dann haben Sie die Hände frei, um ihn zu streicheln und zu liebkosen.

Für viele Frauen ist es tatsächlich ein intimes Vergnügen, am Penis ihres Partners zu lutschen, sie haben aber Angst, während der Fellatio würgen zu müssen, vor allem, wenn der Mann in Erregung gerät und zustoßen möchte. Um dieser Angst entgegenzuwirken, umschließen Sie den Penis mit einer oder beiden Händen und küssen, lecken oder lutschen dann die Spitze.

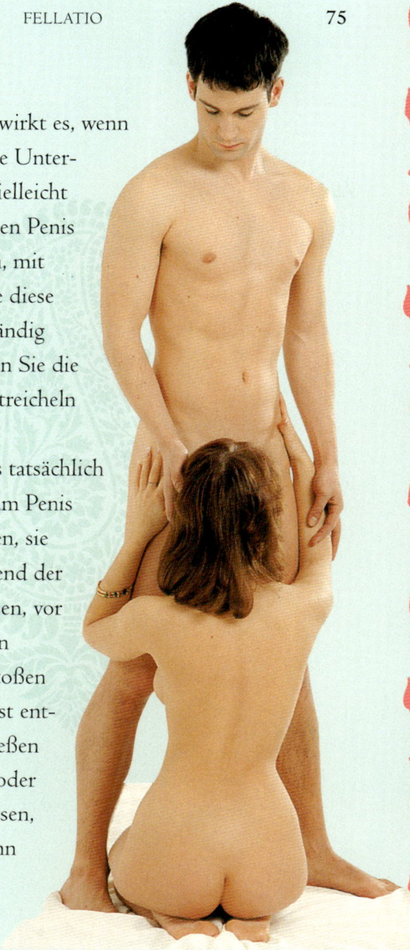

Krähenstellung

»Wenn Mann und Frau umgekehrt
beieinander liegen, das heißt,
der Kopf des einen liegt
bei den Füßen des anderen,
und sie in dieser Stellung verharren,
nennt man dies
die Krähenstellung.«

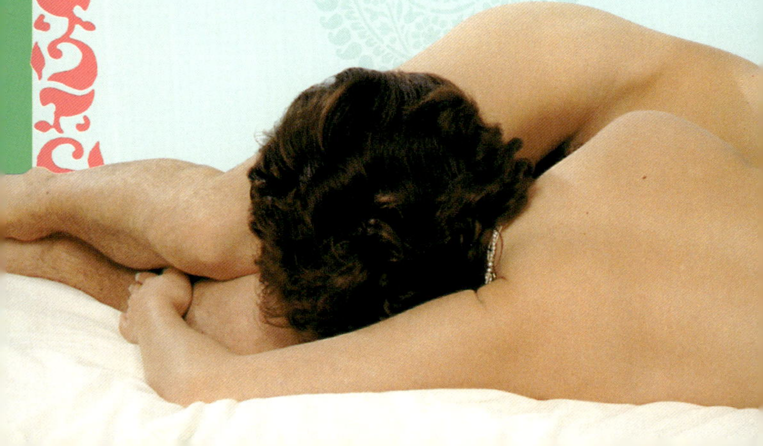

DIESE KNAPPE ZUSAMMENFASSUNG von simultanem Oralsex beschreibt die klassische »69er«-Stellung, bei der die Partner gleichzeitig Fellatio und Cunnilingus ausüben. Dabei lässt sich jede nur denkbare oral-genitale Stimulation gemeinsam und gleichzeitig genießen. Die Stellung könnte geradezu ideal für echten beiderseitigen Lustgewinn sein, wird in der Realität jedoch bisweilen als peinlich empfunden. Häufig ist es befriedigender, abwechselnd Fellatio und Cunnilingus auszuüben.

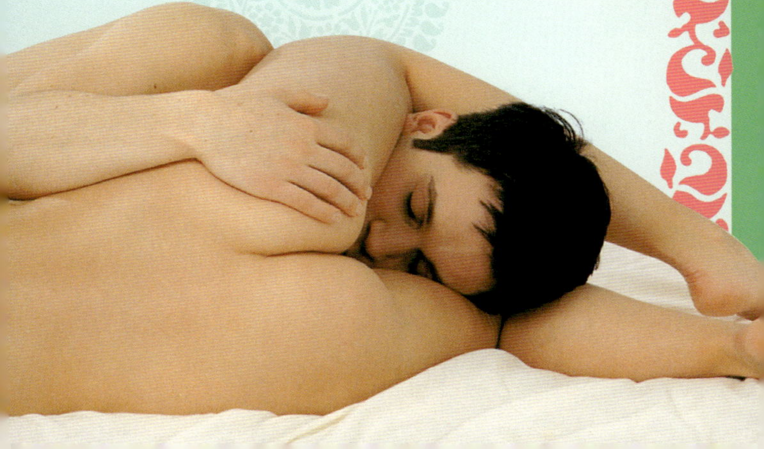

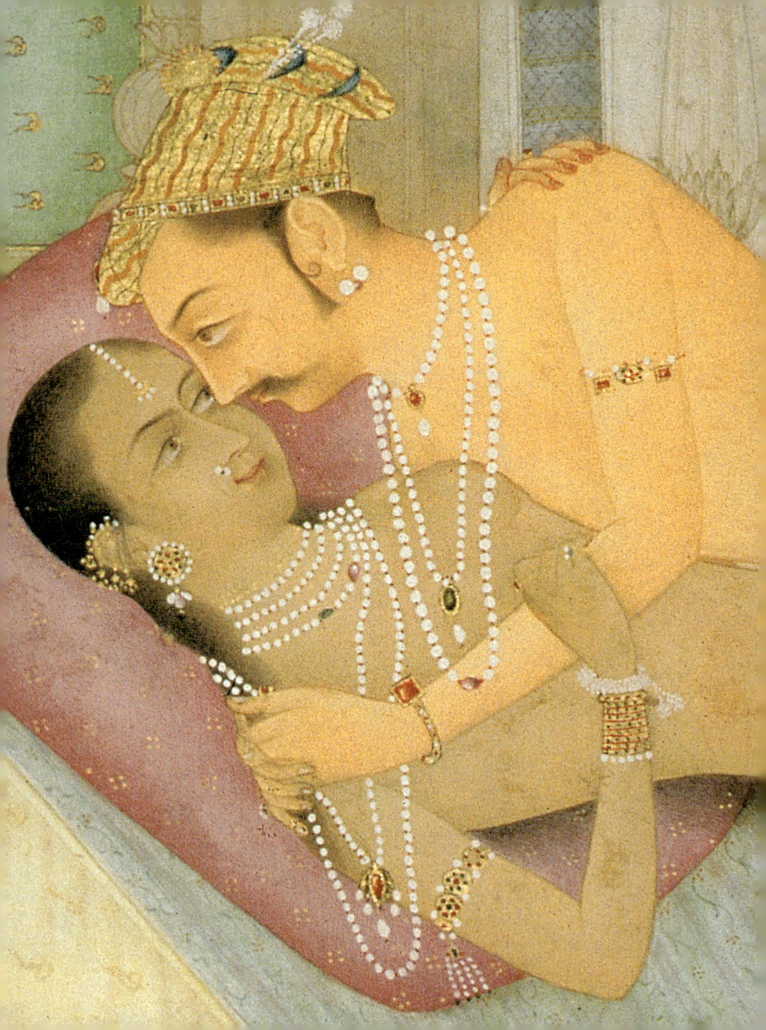

Kamasutra-Stellungen

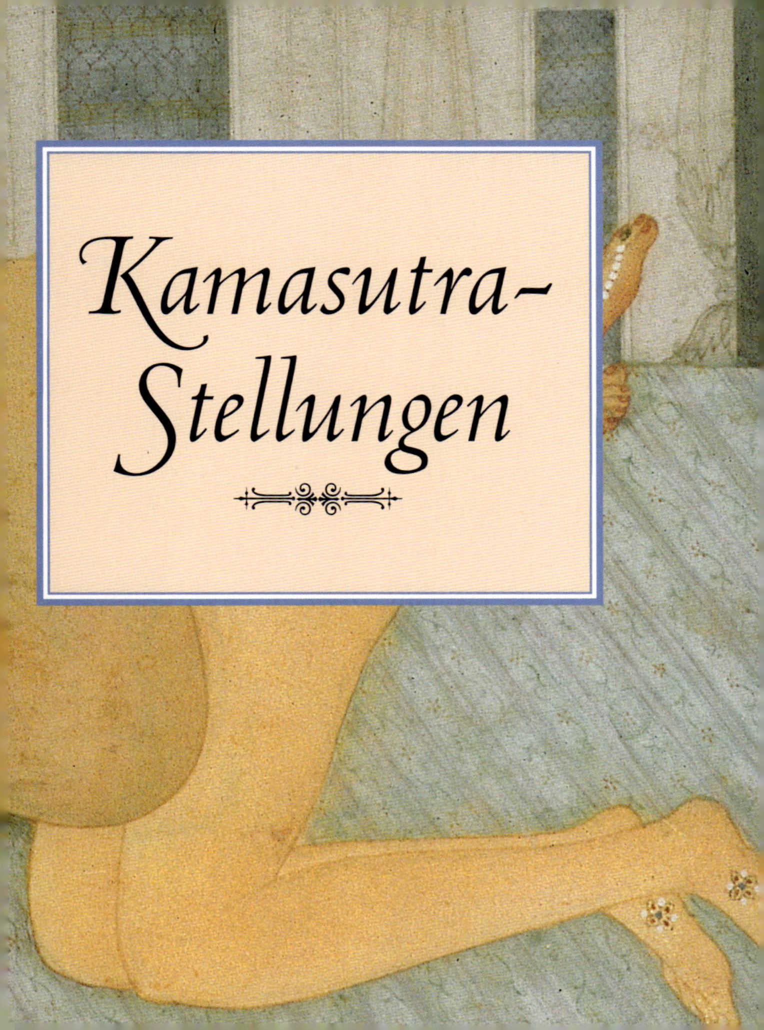

LIEBESSTELLUNGEN

Die meisten Menschen verbinden mit dem Wort *Kamasutra* eine verführerische Mischung aus Exotik und Erotik. Es weckt Assoziationen mit zahllosen komplizierten, bizarren oder gar undurchführbaren Liebesstellungen. Wenn wir dieses Buch aufschlagen, erwarten wir eng umschlungene Paare in Dutzenden verschiedener Liebesstellungen. Der Name *Kamasutra* gilt geradezu als Synonym für sexuelle Vielfalt. Dabei nimmt der Geschlechtsakt selbst darin den geringsten Raum ein. Vatsyayana führt lediglich acht Grundstellungen für den Liebesakt auf. Bei den meisten liegt die Frau auf dem Rücken, nur die Beine nehmen unterschiedliche Positionen ein. An anderer Stelle schlägt Vatsyayana drei Formen des Geschlechtsakts vor, bei denen die Frau oben liegt. Diese soll man einnehmen, wenn eine Frau »die Rolle des Mannes spielt«. Er empfiehlt der Frau, »wenn sie sieht, dass ihr Liebhaber durch den langen Verkehr ermüdet ist, seine Begierde aber noch nicht befriedigt ist, ihn mit seiner Zustimmung auf den Rücken zu legen und ihm zu helfen, indem sie seine Rolle übernimmt«.

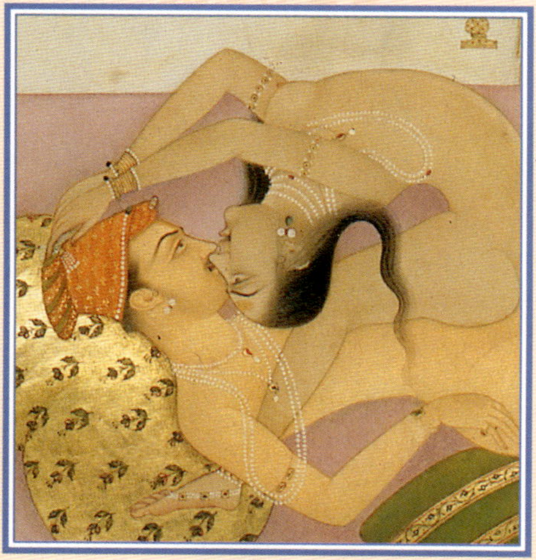

Die weit geöffnete Stellung

» Ein Liebesakt, der in einfacher Stellung beginnt – der Mann liegt oben, beide Partner strecken die Beine aus –, entwickelt sich oft ganz von selbst zur weit geöffneten Stellung; hierbei hebt die Frau die Beine und spreizt sie weit. «

DIE BARRIERE, die die Beine der Frau in dieser Stellung bilden, erlaubt kein besonders tiefes Eindringen, und ihre Klitoris dürfte dabei kaum stark stimuliert werden. Dafür ist diese Stellung aber zweifelsohne erotisch. Ihre Genitalien sind zu sehen, und die Hilflosigkeit, die sie in dieser Position empfindet, kann ausgesprochen erregend wirken.

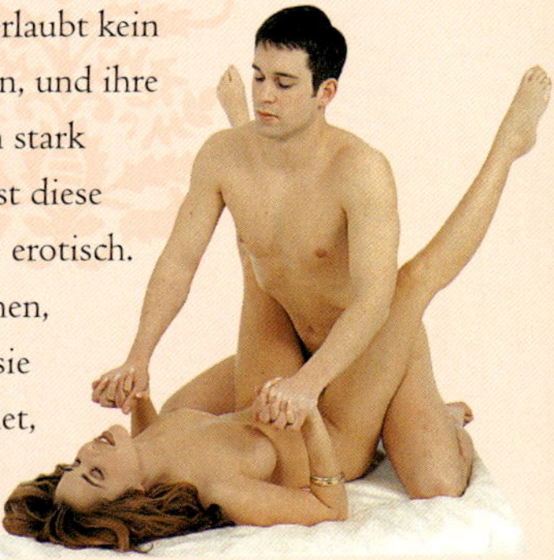

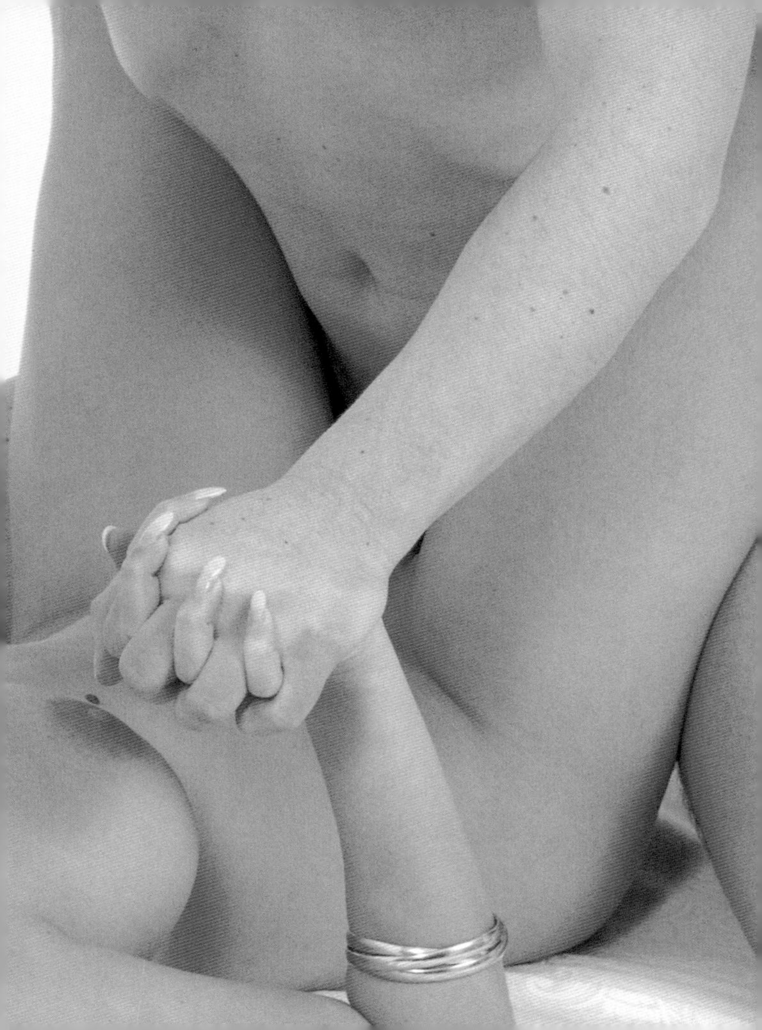

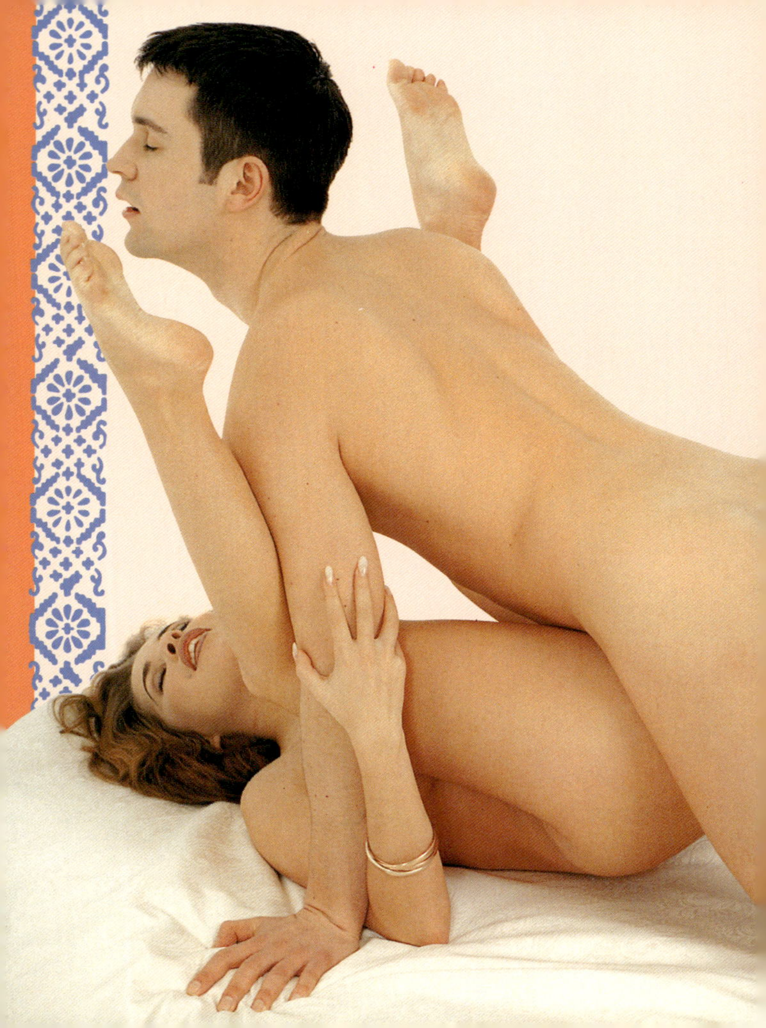

Die andere weit geöffnete Stellung

» Diese Variante der weit geöffneten Stellung ermöglicht ein sehr tiefes Eindringen. Deshalb sollte die Frau vor dem Eindringen des Mannes schon stark erregt sein. «

DIES IST DIE STELLUNG, in der Sie wahrscheinlich mit einer gewissen Erleichterung landen, wenn Sie sich mit der weit geöffneten Stellung vergnügt haben. Sie ist sehr viel befriedigender, denn hier ist die Schlichtheit der Missionarsstellung mit tieferer Penetration verbunden. Die hoch in die Luft erhobenen Beine der Frau machen die Stellung besonders erotisch.

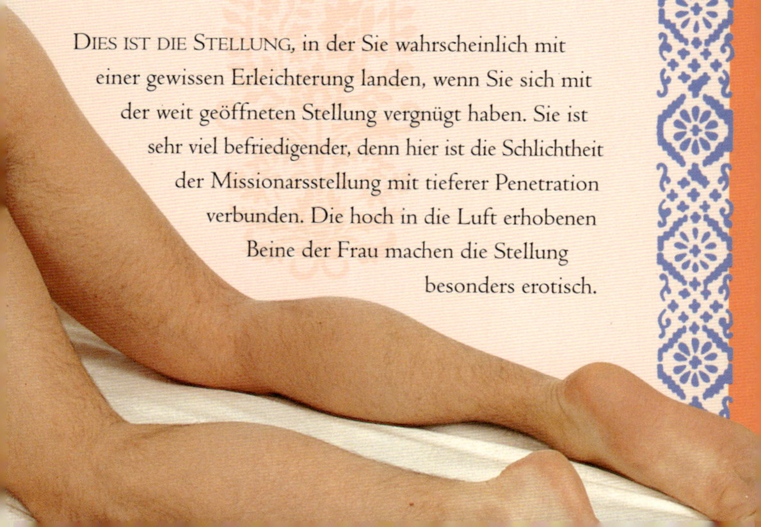

Die hoch gerundete Stellung

» Mit zurückgeworfenem Kopf wölbt die Frau den Rücken und hebt ihren Körper dem Partner entgegen, spreizt die Beine weit und bietet zum Eindringen einen Winkel, der eine tiefe Penetration gestattet. «

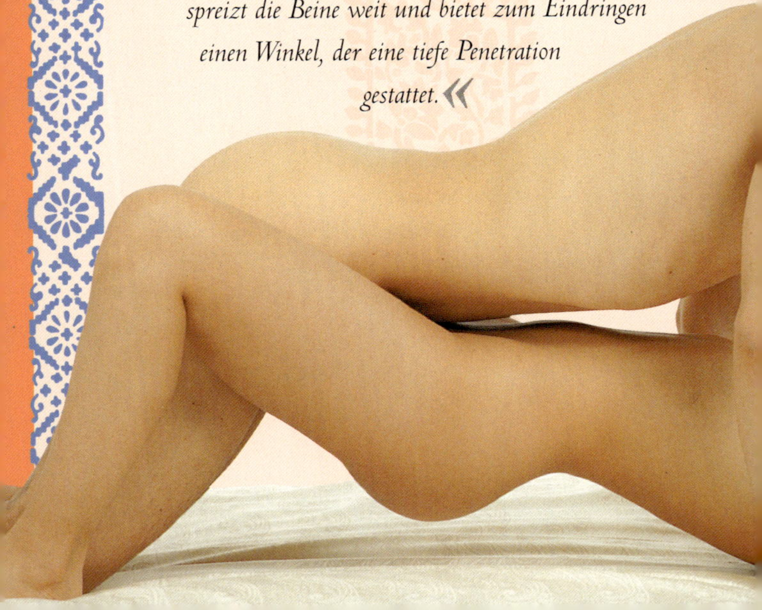

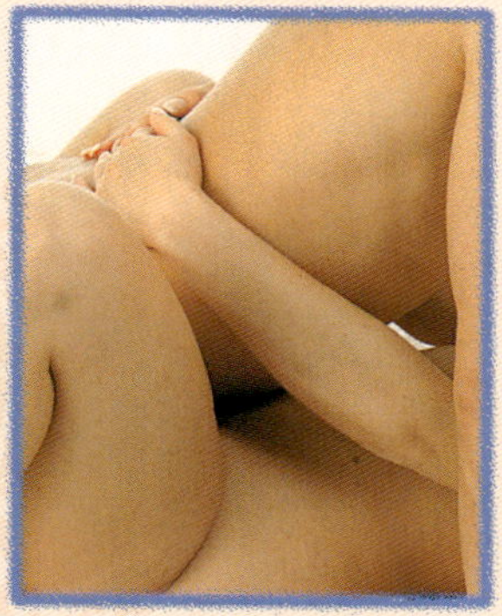

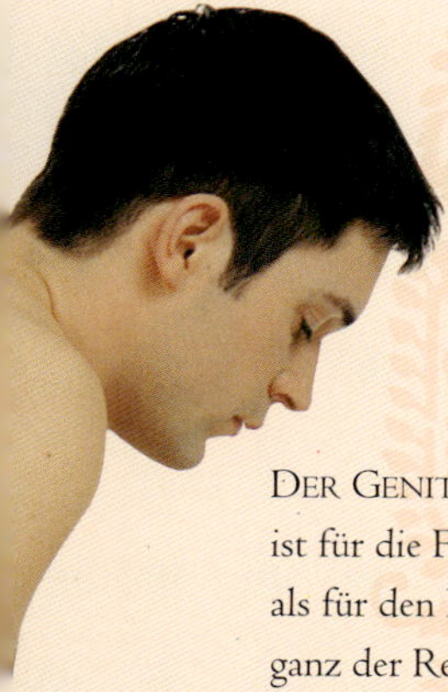

DER GENITALKONTAKT in dieser Stellung ist für die Frau wahrscheinlich befriedigender als für den Mann, denn ihre Klitoris ist ganz der Reibung beim Geschlechtsverkehr ausgesetzt. Er hingegen vermisst unter Umständen den festen Druck ihrer Schenkel um seinen Penis.

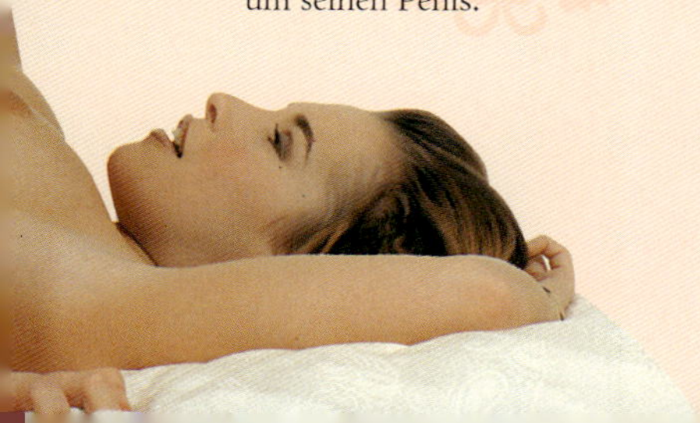

Die Stellung der Gefährtin des Indra

»Diese Stellung, die nur den Gelenkigsten gelingt, wird für die ›höchste Vereinigung‹ empfohlen – einen Liebesakt, bei dem die Scheide ganz offen ist und so die tiefste Penetration gestattet. Für die meisten Paare aber bleibt sie wohl lediglich ein kurzes Intermezzo zwischen weniger anstrengenden Stellungen. Die Stellung ist nach Indrani benannt, der schönen, verführerischen Frau des Hindugottes Indra. In den alten vedischen Schriften war er der König der Götter und gleichzeitig der Regen- und Donnergott.«

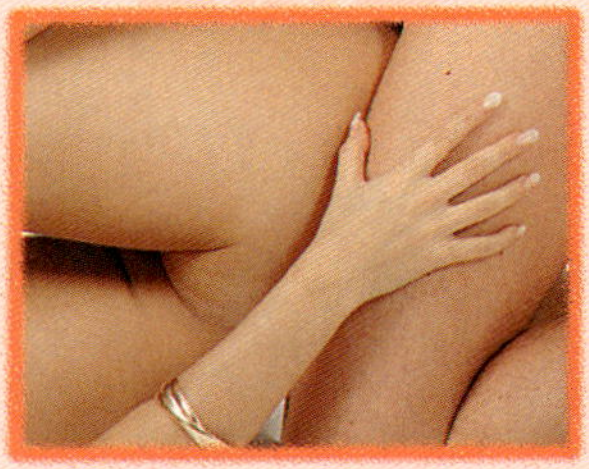

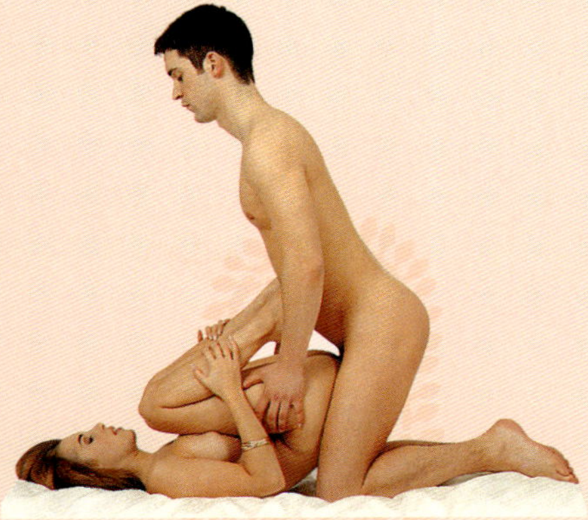

WIR MÜSSEN WOHL ANNEHMEN, dass es der Gefährtin des Indra höchste sexuelle Lust bereitete, sich zu einem Paket zusammenrollen zu lassen. Frauen können sich durch Anspannung der Scheidenmuskeln in starke Erregung versetzen; dazu werden die Beine möglichst eng an den Körper gezogen. Durch Anspannung steigert man die sexuelle Erregung. Beim Orgasmus wird die sexuelle Spannung abgebaut; ist sie nicht stark genug, ist es schwierig, bisweilen sogar unmöglich, zum Orgasmus zu gelangen. Die Bereiche rund ums Becken, besonders Oberschenkel und Gesäß, sind hier besonders empfänglich; der Höhepunkt lässt sich durch ein bewusstes Aufbauen solcher Erregung herbeiführen und steigern. Bioenergetische Übungen sind dabei hilfreich.

Die Pflicht des Mannes gegenüber der Frau

Vatsyayana rät einer Frau, den Mann zu heiraten, »von dem sie glaubt, dass er ihr gehorcht und in der Lage ist, ihr Lust zu spenden«. Nach dem *Kamasutra* hat der Mann die Pflicht, seine Partnerin zu befriedigen. Dazu gibt der Verfasser eine Reihe von Ratschlägen, wie sich der Mann während des Liebesakts bewegen und verhalten soll.

DIE VORWÄRTSBEWEGUNG »Wenn die Organe richtig und direkt zusammengebracht werden« – mit anderen Worten, schlichte Penetration.

RÜHREN Der Mann hält den Penis in der Hand und bewegt ihn in die Scheide.

DURCHBOHREN Von oben in die Scheide eindringen und

gegen »den oberen Teil der *yoni*« drücken – die Klitoris.

DRÜCKEN Mit dem gesamten Penisschaft an den Schamlippen drücken und reiben, jedoch ohne Penetration.

STREICHE VERSETZEN Penetration, gefolgt vom Herausziehen des Gliedes und Pressen gegen die Scheide.

EBERBISS Eine Seite der Scheide mit dem Penis reiben.

STIERSTOSS Beide Seiten der Scheide mit dem Penis reiben.

SPATZENHETZE Rasche Stöße ohne Zurückziehen. Laut Vatsyayana »findet dies am Ende der Vereinigung statt«.

AUS DER SICHT DES 21. JAHRHUNDERTS

Aus heutiger Sicht sind die hier beschriebenen Mannespflichten reichlich penisorientiert. Andererseits hat Vatsyayana völlig Recht, wenn er weniger Wert auf simple Penetration legt und sich stattdessen auf die Stimulation der weiblichen Genitalien konzentriert. Wir haben fast vergessen, wie unendlich erregend es sein kann, den Penis als eine Art Vibrator zu benutzen.

Die Pflicht der Frau gegenüber dem Mann

Das *Kamasutra* widmet sich in mehreren Kapiteln dem korrekten Verhalten der Frau als Ehefrau, Kurtisane und Mitglied des königlichen Harems. Ihre Pflichten werden detailliert beschrieben, von der Haushaltsführung bis zur Pflege des Kräutergartens. Über die Rolle der Frau beim Geschlechtsverkehr erfährt man weniger. Lediglich im Abschnitt »Die Frau in der Rolle des Mannes« wird es konkreter (zur Rolle des Mannes gehörte für sie, »oben zu sein« – also rittlings auf ihm zu sitzen).

Hier spiegelt sich die ganz und gar einseitig männliche Sicht des *Kamasutra* – Frauen werden meist als passiv und unterwürfig dargestellt. Selbst die Stellungen, bei denen die Frau oben liegt, galten eher als kurzes Zwischenspiel im normalen Verlauf des Liebesakts. Vatsyayana rät, die Frau solle, wenn sie müde wird, »ihre Stirn gegen die ihres Liebhabers lehnen und sich so ausruhen«. Ist sie wieder zu Atem gekommen, sollen sie die Positionen tauschen. Für Männer gibt es keine solche Anweisung; dahinter steckt wohl die reichlich »macho«-mäßige Anschauung, Männer würden beim Liebesakt im Gegensatz zu Frauen nicht müde.

Sexuelle Gleichberechtigung

Heutzutage gestehen wir den Frauen mehr sexuelle Rechte und damit auch eine größere Verantwortung zu. Nicht nur der Mann ist darauf bedacht, seine Partnerin zu befriedigen – wenn nicht durch den Geschlechtsakt, dann durch manuellen oder oralen Sex –; das Gleiche gilt auch für die Frau.

Ratschlag für Frauen

Wenn er nicht die Initiative ergreift, tun Sie es! Überlassen Sie Ihrem Partner nicht die ganze Arbeit und scheuen Sie sich nicht, die Führung zu übernehmen. Vatsyayana sagt: »Eine Frau mag zurückhaltend sein und ihre Gefühle verbergen, liegt sie aber auf dem Mann, zeigt sie all ihre Liebe und Begierde.«

Die umklammernde Stellung

»Dies ist eher eine Umarmung als eine gute Stellung für längere Liebesakte, die Umschlingung der Gliedmaßen schafft aber ein Gefühl besonderer Intimität. Bei einer Variante liegt die Frau auf dem Rücken und der Mann auf ihr.«

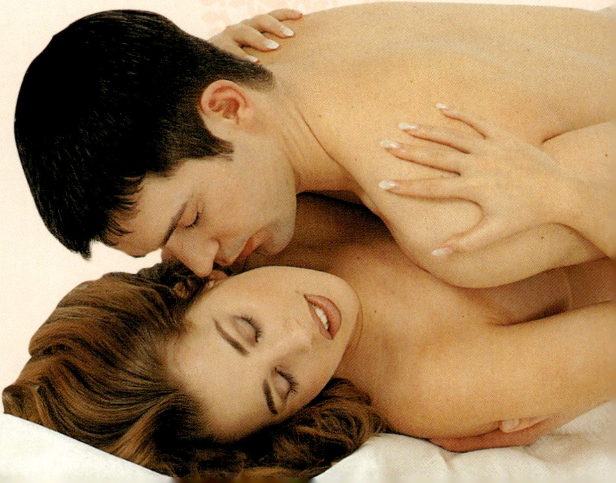

In unserer Zivilisation sind die Freuden des Vorspiels fast vergessen und man konzentriert sich ausschließlich auf den Geschlechtsakt. Dadurch bringt man sich um einen guten Teil des Vergnügens. Deshalb ist die umklammernde Stellung heute mehr denn je gefragt. Solche Stellungen bescheren uns Nähe, Zärtlichkeit und Gelassenheit und erinnern uns daran, worum es beim Liebesakt eigentlich geht; sie sind der ideale Ausgangspunkt, um ausgeprägtere erotische Stellungen einzunehmen, sobald man dazu bereit ist.

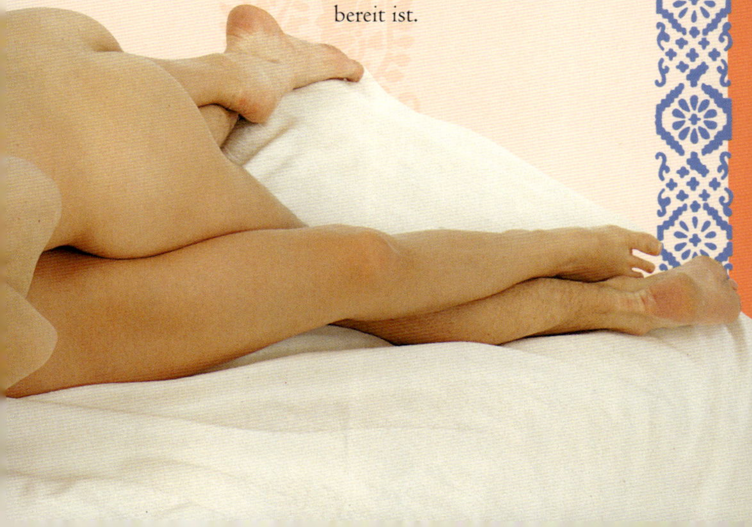

Die seitliche Stellung

» Bei der sanften, entspannten Variante der umklammernden Stellung (siehe Seite 94–95) liegt das Paar Seite an Seite; der Mann sollte immer auf der linken, die Frau auf der rechten Seite liegen. «

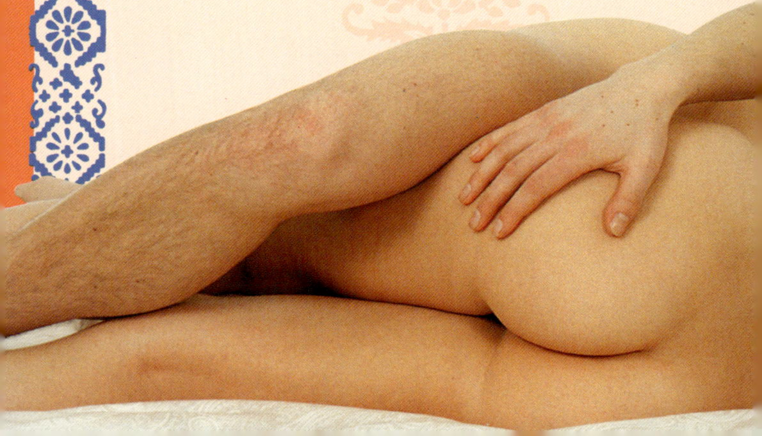

SOLCH EINE ENGE, LIEBEVOLLE UMARMUNG gibt beiden Partnern ein großes Gefühl von Sicherheit, vor allem zu Anfang einer sexuellen Beziehung, wenn der Liebesakt bisweilen etwas Beängstigendes hat. Wenn sich das Paar einfach liebevoll umschlingt und eine Weile so verharrt, bauen sich Ängste ab, und man kann entspannt und in aller Ruhe mit dem Liebesspiel beginnen. Auch ein Paar, das schon länger zusammen ist, wird diese Stellung beim Sex lustvoll und beruhigend finden. Die sanfte Intimität verstärkt das Gefühl liebevoller Zärtlichkeit.

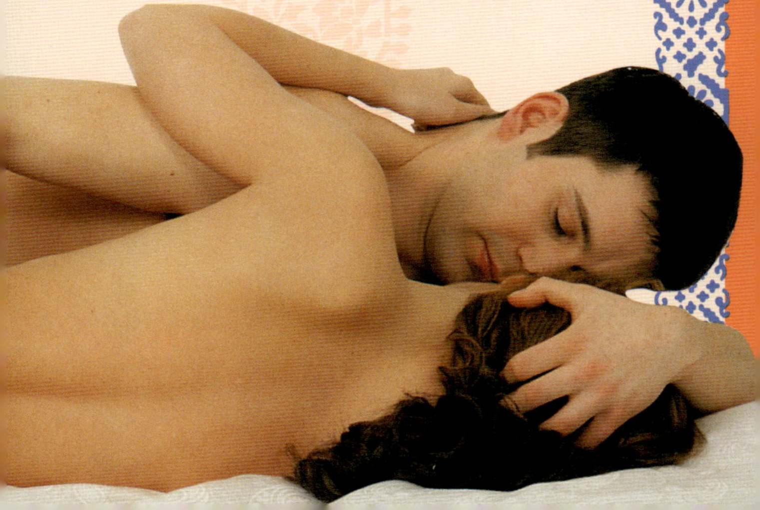

Die pressende Stellung

» Beim erfüllten Liebesakt ergibt sich häufig eine Abfolge von Stellungen, bei denen die Partnermühelos von einer Umarmung zur nächsten wechseln. So führt die umklammernde zur pressenden Stellung. Die Frau umschlingt mit ihren Schenkeln die des Mannes, wobei sich ihre Scheide um seinen zustoßenden Penis zusammenzieht. «

WUNDERBAR AM SPONTANEN LIEBESAKT ist, dass er oft dahinfließt wie ein Tanz und man zu spüren meint, wie jeder Zoll des Körpers erwacht. Und genau das passiert tatsächlich. Als Reaktion des Körpers auf intime Berührungen »erigiert« die Haut; das darunter liegende Gewebe füllt sich mit Flüssigkeit, die Muskelspannung erhöht sich.

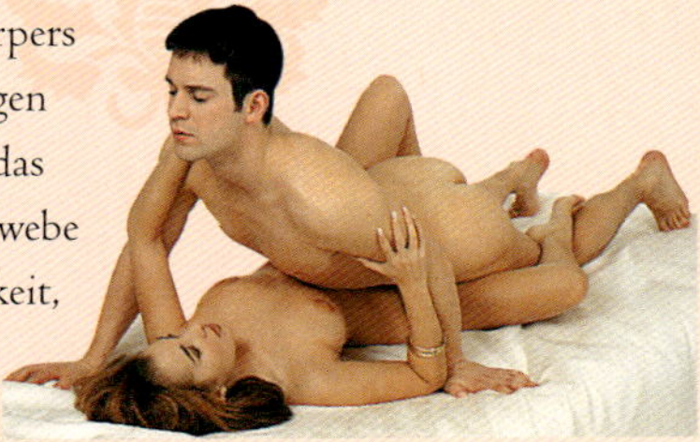

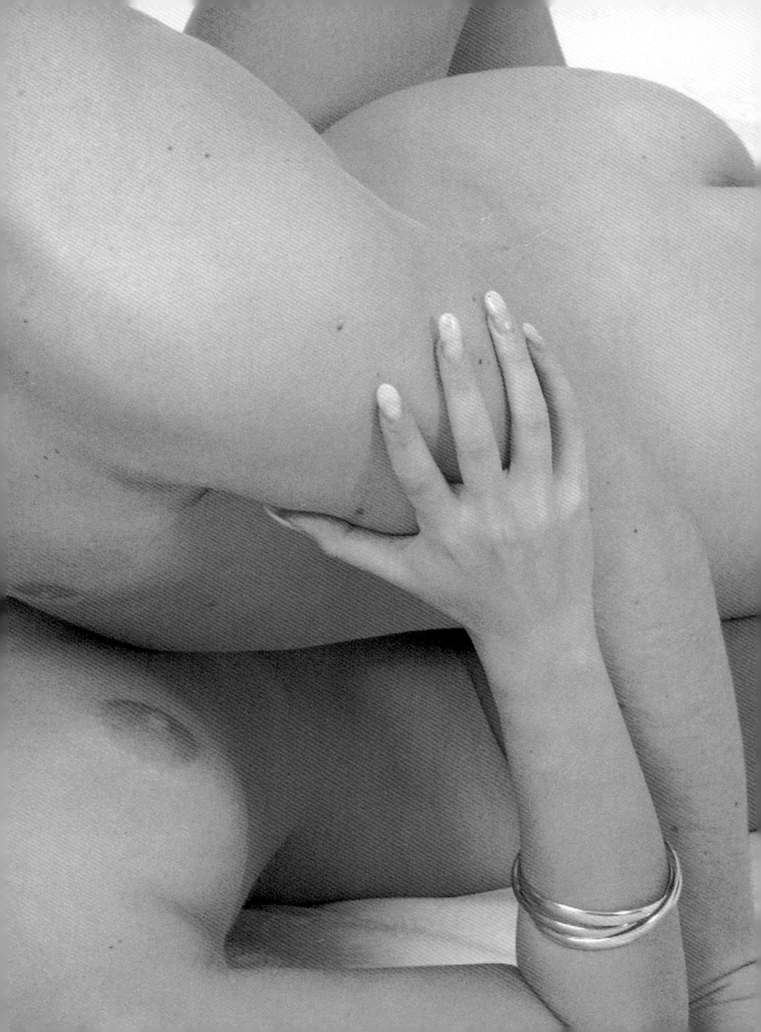

Die umwindende Stellung

» Bei dieser Variante der pressenden Stellung (siehe Seite 98–99) verleiht die Frau besonders heftig ihrer Begierde Ausdruck, sich um ihren Partner zu schlingen. Sie legt ein Bein über den Schenkel ihres Partners und zieht ihn zu sich heran. «

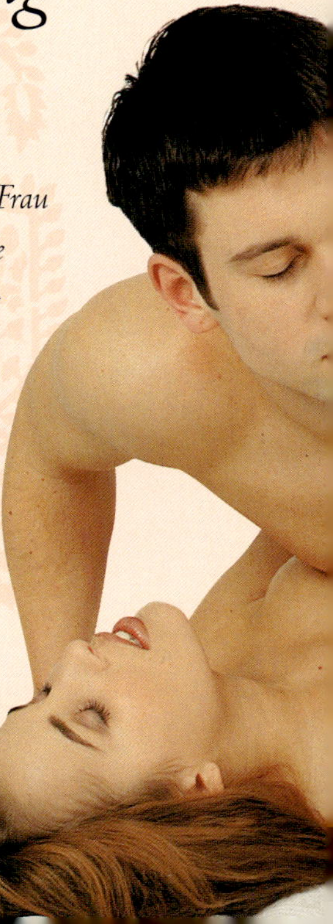

MIT FORTSCHREITENDER CHOREOGRAFIE des Tanzes schwillt das Brustgewebe an, die Brustwarzen richten sich auf, die Muskeln spannen sich an und Schamlippen, Klitoris und Penis erigieren. Bei zunehmender Erregung zeigen sich auf der Brust beider Partner bisweilen rote Flecken, die unterhalb des Brustkorbs beginnen und sich nach oben über die Brüste ausbreiten.

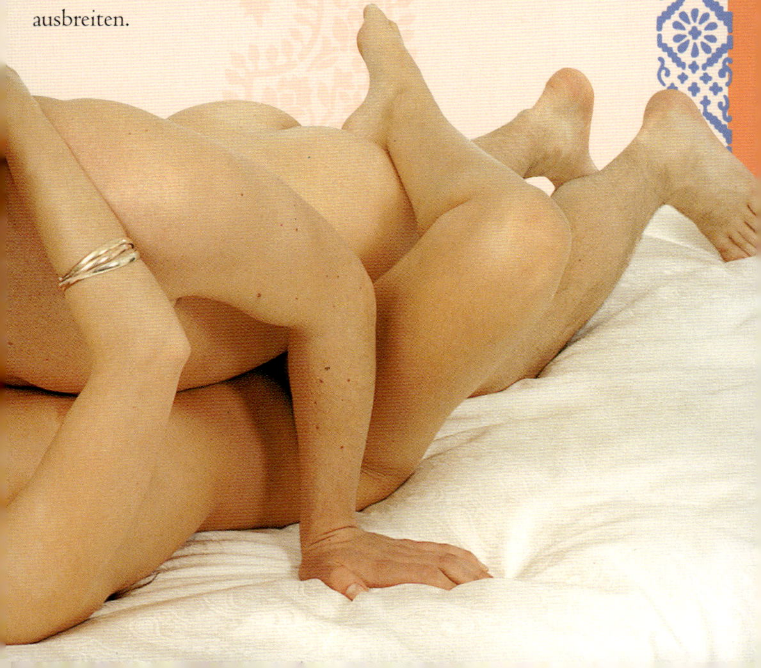

Wie die Frau das Vertrauen des Mannes gewinnt

Im *Kamasutra* wird die Frau aufgefordert, dem Mann, wenn auch in kleinen Schritten, entgegenzukommen. Macht er ihr ein Geschenk, sollte sie es annehmen. Sie gilt jedoch als begehrenswerter, wenn sie sich zunächst scheu oder widerstrebend verhält und ihm erst dann entgegenkommt.

AUCH DIE FRAU sollte dem Mann kleine Geschenke machen und seine ersten Küsse langsam, aber sicher erwidern. Danach erzählt sie ihm Geschichten und Märchen. Schaut sie ihm, wenn er weggeht, aus den Augenwinkeln nach oder ist sie zu hingerissen von ihm, um ihm direkt ins Gesicht zu sehen, nimmt er auch das als deutliche Ermutigung.

Wie man heute Männer ermutigt

Heutzutage wird von jungen Frauen fast das genaue Gegenteil verlangt, wenn sie einen Verehrer ermutigen wollen. Umfragen haben ergeben, dass Männer sich gern ansprechen und einladen lassen und es genießen, wenn die Frau beim Sex die Initiative ergreift. Eine dominante Frau wollen sie allerdings trotzdem nicht. Sex sollen, wenn es nach den Männern geht, beide wollen, und sie bevorzugen Frauen, die ihnen das unmissverständlich zeigen. Volksmund und Hollywood-Tradition behaupten mit einer gewissen Berechtigung, Frauen, die nicht ganz so leicht zu erobern seien, weckten mehr Neugier und deshalb mehr Interesse. Im 21. Jahrhundert legt man jedoch Wert auf ein gewisses Gleichgewicht. Damit der Mann sich gut fühlt, sollte die Frau freimütig, aber nicht ständig verfügbar sein. Sie muss ihm mit Interesse und Ermutigung entgegenkommen, sich aber zutiefst berührt zeigen, wenn er darauf reagiert.

Wie der Mann das Vertrauen der Frau gewinnt

An den ersten drei Tagen nach der Hochzeit sollten die Frau und ihr Gatte auf dem Boden schlafen, sich sexueller Vergnügen enthalten und ungewürztes Essen zu sich nehmen.

DIE NÄCHSTEN SIEBEN TAGE sollten sie beim feierlichen Klang von Musikinstrumenten baden, sich schmücken, zusammen essen und sich den Gästen widmen.

IN DER NACHT DES ZEHNTEN TAGES sollte der Mann an einem einsamen Ort zunächst mit sanften Worten um das Vertrauen der Frau werben. Vatsyayana sagt, der Mann solle sich aber zunächst sexueller Genüsse enthalten.

Zu allererst sollte er sie auf die Art umarmen, die ihr am besten gefällt. Wenn er sie nicht gut kennt, sollte er sie im Dunkeln umarmen. Der nächste gute Rat lautet, das Paar sollte sich langsam miteinander vertraut machen.

Für die zweite und dritte Nacht wird er angehalten, ihren Körper mit seinen Händen zu ertasten und über und über zu küssen. Er salbt ihre Schenkel, berührt ihre Intimzonen, löst ihr Gewand, kommt aber noch nicht zum eigentlichen Sex. Stattdessen spricht er von sich, von ihr und von der Zukunft.

Die Vorteile des langsamen Beginns

Ein solcher langsamer Anfang ist ideal, um das Vertrauen des Partners zu gewinnen, und unterscheidet sich eigentlich nicht besonders von unserem Verhalten heute. Wenn sich jemals das Gefühl einstellt, es ginge beim Sex zu schnell, oder wenn das Vertrauen zwischen den Partnern gestört ist, ist es keine schlechte Idee, zu diesen Anfangsstadien zurückzukehren.

Die Stutenstellung

» Diese Technik wirkt in den verschiedensten Stellungen luststeigernd. Die Frau übt hierbei mit ihren Scheidenmuskeln Druck auf den Penis aus. Dadurch wird bei beiden die Beckenmuskulatur sensibilisiert. Durch Experimentieren findet man heraus, in welcher Stellung diese Scheidenkontraktion am besten funktioniert. Bei vielen ist dies die umklammernde Stellung, bei der der Mann oben liegt, andere hingegen genießen es mehr, wenn die Frau auf dem Mann sitzt. «

DIESE TECHNIK IST DER BEWEIS, dass es nichts Neues unter der Sonne gibt. Etwa seit den 1970er Jahren bringt man im Westen den jungen Frauen bei, ihre Scheidenmuskeln durch die so genannten Kegel-Übungen zu trainieren und zu benutzen. Damit lässt sich eine Erschlaffung nach Geburten verhindern, die Orgasmusfähigkeit wird gesteigert (kräftigere Scheidenmuskeln ermöglichen heftigere Orgasmen) und der Sexualpartner erfährt eine gesteigerte Stimulation.

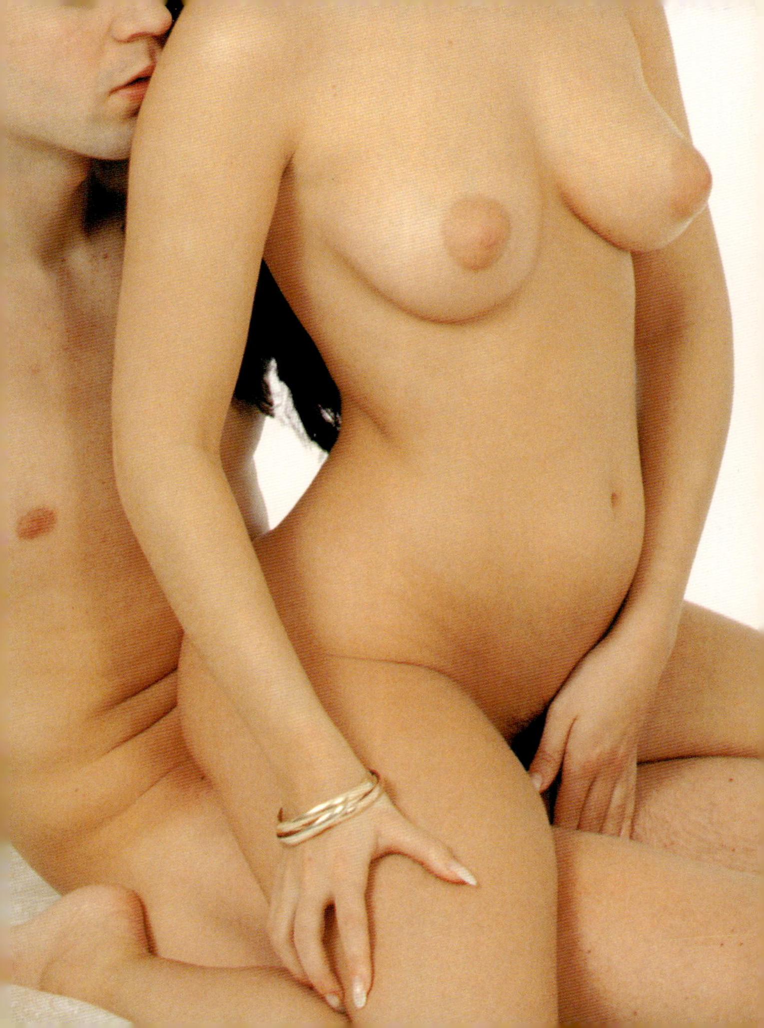

Die erhobene Stellung

»Die Frau streckt ihre Beine gerade in die Höhe über die Schultern des Mannes, der vor ihr kniet und seinen Penis in ihre Scheide steckt. Sie presst ihre Schenkel zusammen, drückt sein Glied und erzeugt so stärkere Reibung; dies empfinden beide als wunderbar erregend.«

WADEN UND FÜSSE DER PARTNERIN sind für den Mann in Griffweite, und er kann sie entweder liebkosen oder sich daran bei seinen heftigen Stößen festhalten, gleichzeitig kann sie seine Schenkel streicheln.

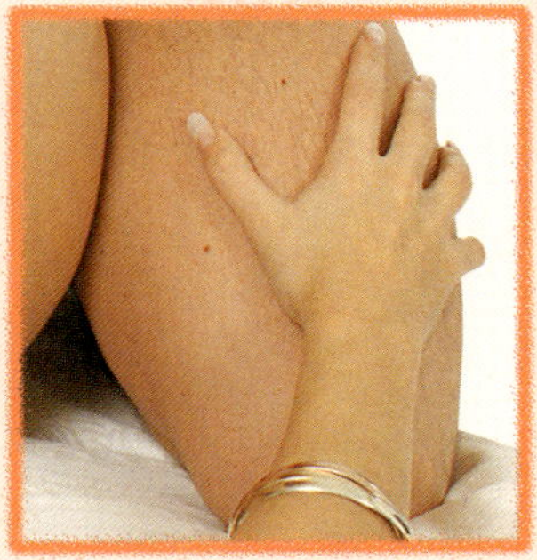

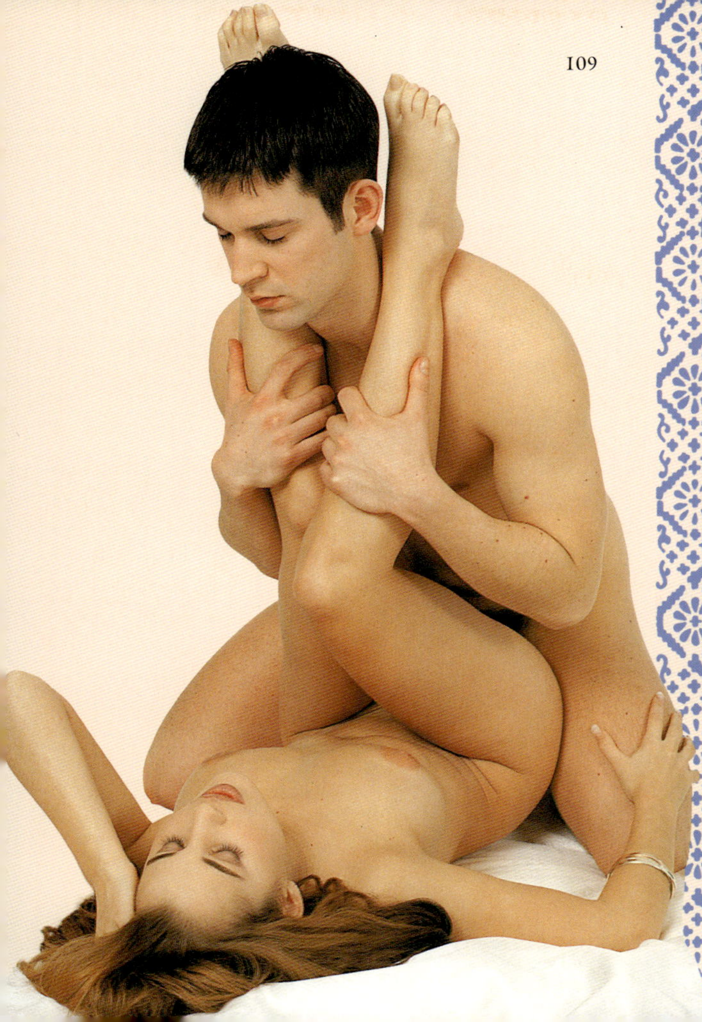

Die halb gepresste Stellung

» Aus der erhobenen Stellung streckt die Frau ein Bein gerade seitlich am Partner vorbei, beugt das Knie des anderen Beins und setzt dem Mann die Fußsohle auf die Brust. Da sich bei dieser Stellung die Scheide zusammenzieht, sollte der Mann nicht zu heftig zustoßen, sonst verspürt die Frau statt immenser Lust nur Unbehagen. «

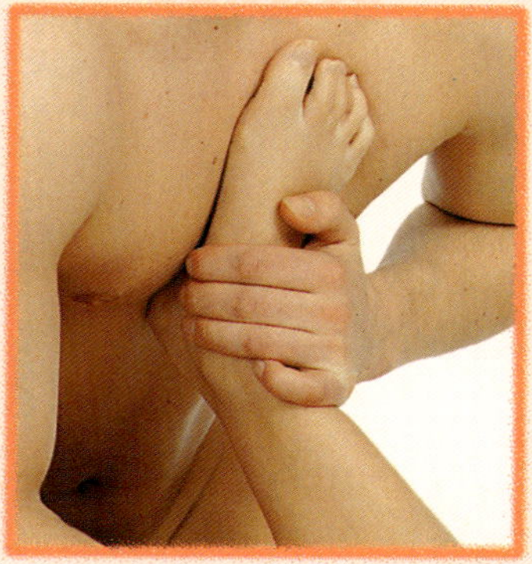

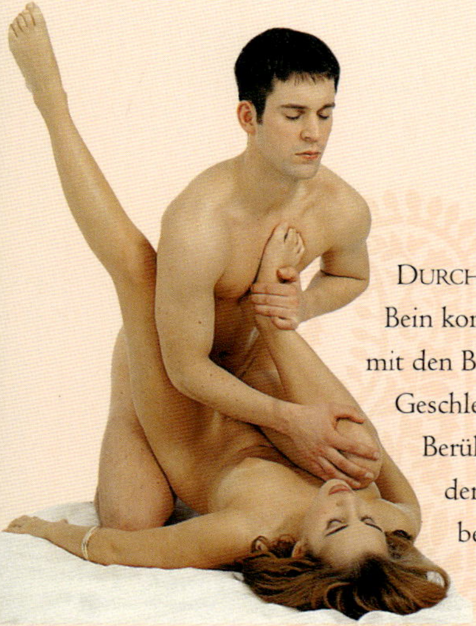

DURCH DAS AUSGESTRECKTE Bein kommt auch die Klitoris mit den Bewegungen des Geschlechtsakts in Berührung – anders als in der pressenden Stellung bei der sie zwischen den Schenkeln verborgen ist.

Das Ausstrecken allein wirkt schon erregend und verführt die Frau vielleicht dazu, sich unter dem Mann vorsichtig zu bewegen, so dass der Penisschaft noch mehr vaginale Vibrationen mitbekommt. Der flach auf die Brust gesetzte Fuß der Frau erzeugt beim Mann wahrscheinlich noch mehr Lustgefühle, wie ihn ja auch ihre Hand oder ihr Kopf auf seiner Brust erregen. Will er ihren Fuß liebkosen, kann dies eine erstaunlich liebevolle Geste sein, und vielleicht hebt er als Zeichen seiner Zuneigung sogar ihren Fuß an seine Lippen.

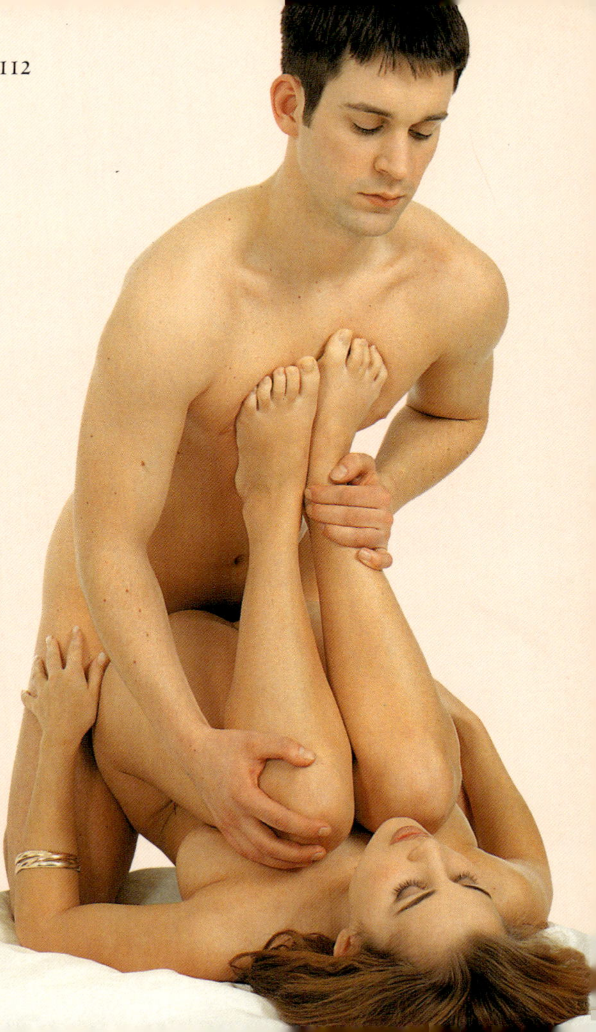

Die gepresste Stellung

» Die Frau setzt nicht, wie in der halb gepressten Stellung, nur einen Fuß auf die Brust des Mannes, sondern zieht die Beine bis zur Brust an, beugt die Knie und setzt ihm beide Fußsohlen auf die Brust. Der Mann muss die Tiefe und Heftigkeit des Eindringens so regulieren, dass er der verkürzten Scheide nicht wehtut. «

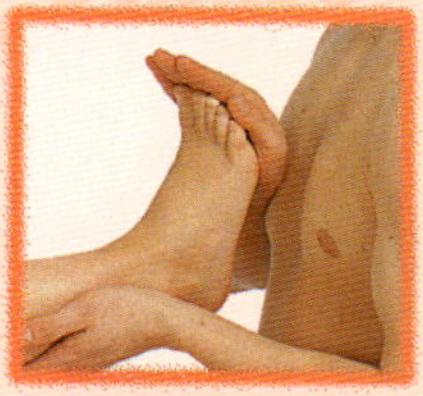

BEI DIESER STELLUNG nimmt die Frau eine unterwürfige Position ein. Wenn der Mann die Füße seiner Partnerin mit der Hand zusammendrückt, fühlt sich die Frau noch verletzlicher, der Mann noch überlegener.

Der gespaltene Bambus

»Diese äußerst zutreffend titulierte Stellung entwickelt sich aus der Grundstellung, bei der der Mann oben liegt, und verlangt von der Frau eine beträchtliche Gelenkigkeit. Sie hebt ein Bein und legt es dem Partner eine Weile auf die Schulter, dann nimmt sie das Bein herunter und hebt das andere.«

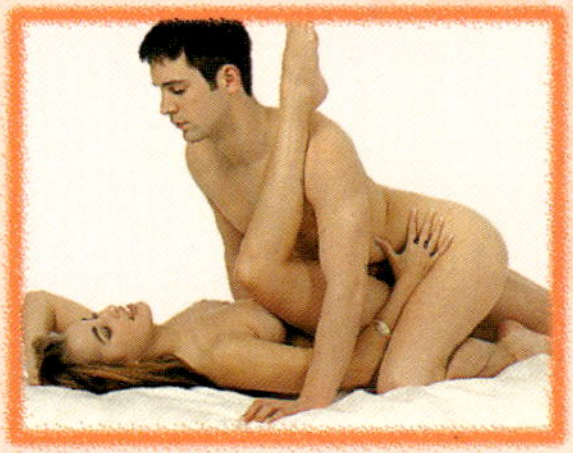

SOLCHE STELLUNGEN erinnern mich daran, wie junge Paare zu Anfang ihrer körperlichen Beziehung mit ihrem Körper spielen und sich einen Spaß daraus machen, verrückte Stellungen zu erfinden.

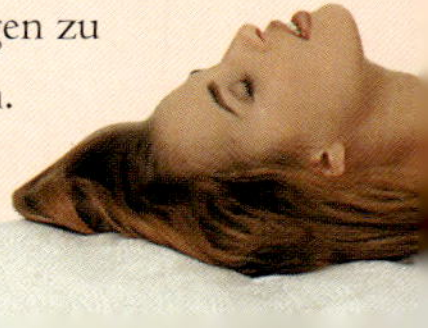

Der eingeschlagene Nagel

» Die Frau legt ihr Bein nicht wie beim gespaltenen Bambus auf die Schulter des Partners, sondern setzt ihm ihre Ferse auf die Stirn. Ihr Bein und Fuß gleichen dann einem Hammer, der einen Nagel – seinen Kopf – einschlägt. «

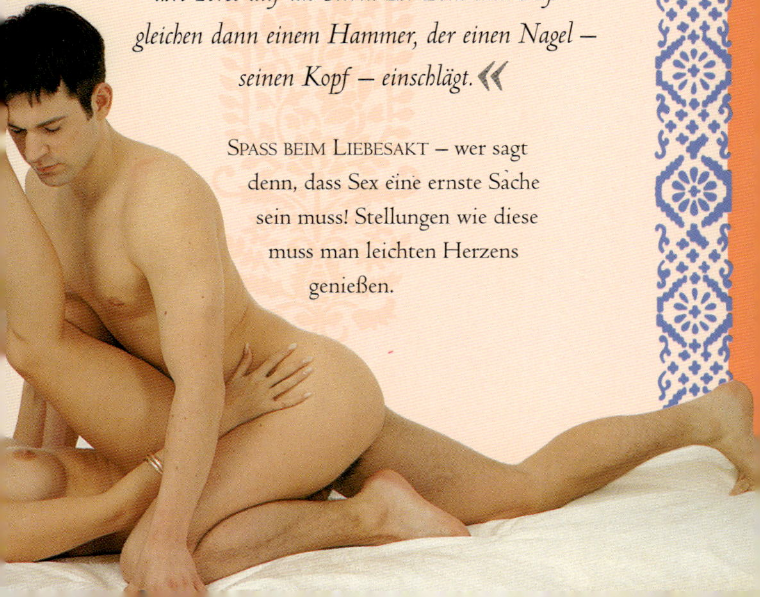

SPASS BEIM LIEBESAKT – wer sagt denn, dass Sex eine ernste Sache sein muss! Stellungen wie diese muss man leichten Herzens genießen.

Die lotusähnliche Stellung

» Wie in der Lotusstellung beim Yoga zieht die Frau die Beine an und kreuzt sie so fest wie möglich übereinander, so dass sich die Scheide dem Penis entgegenreckt. «

DIE MEISTEN FRAUEN werden beim Ausprobieren dieser schwierigen Stellung feststellen, dass sie darin, wenn überhaupt, nicht lange ausharren können. Leider sind wir nicht alle so gelenkig wie Turnerinnen!

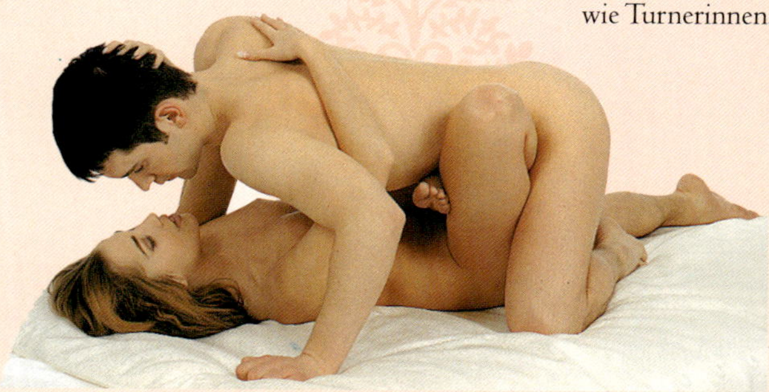

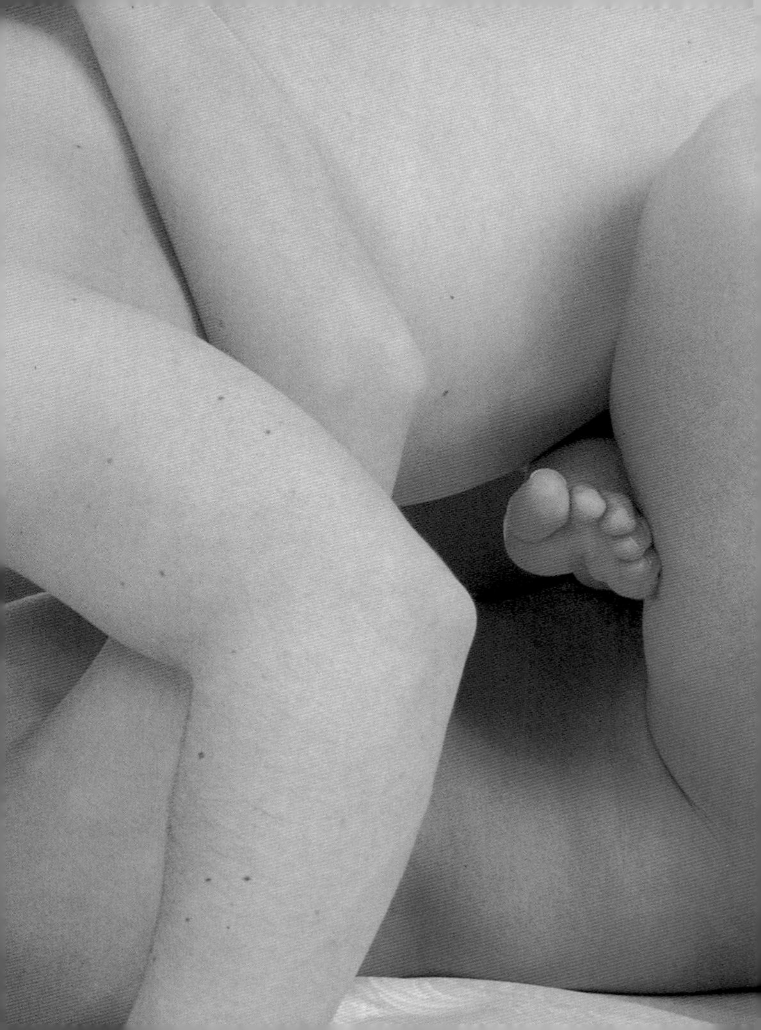

Die Krabbenstellung

» Bei dieser malerischen und anschaulichen Liebesstellung zieht die Frau beide angewinkelten Beine an, bis die Oberschenkel auf ihrem Bauch liegen wie bei einer Krabbe, die die Scheren einzieht. Der Mann kniet vor ihr und dringt tief in sie ein. «

SPIELEN KOMMT IM ANFANGSSTADIUM jeder Beziehung eine wichtige Rolle zu; Spiel beim Sex bildet da keine Ausnahme. Beim spielerischen Verhalten, beispielsweise bei Stellungen wie dieser, erfahren wir unbewusst sehr viel über den anderen.

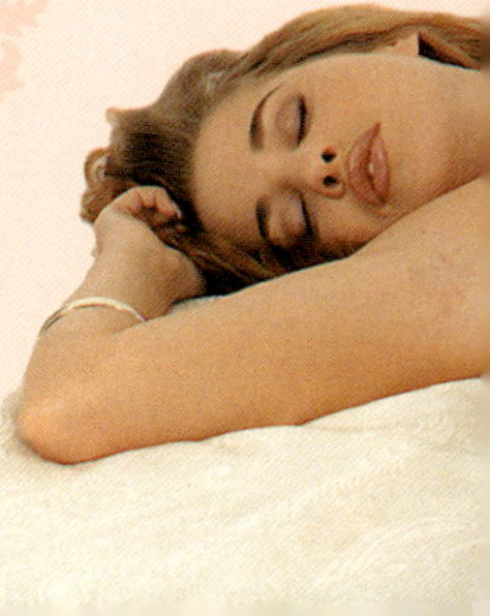

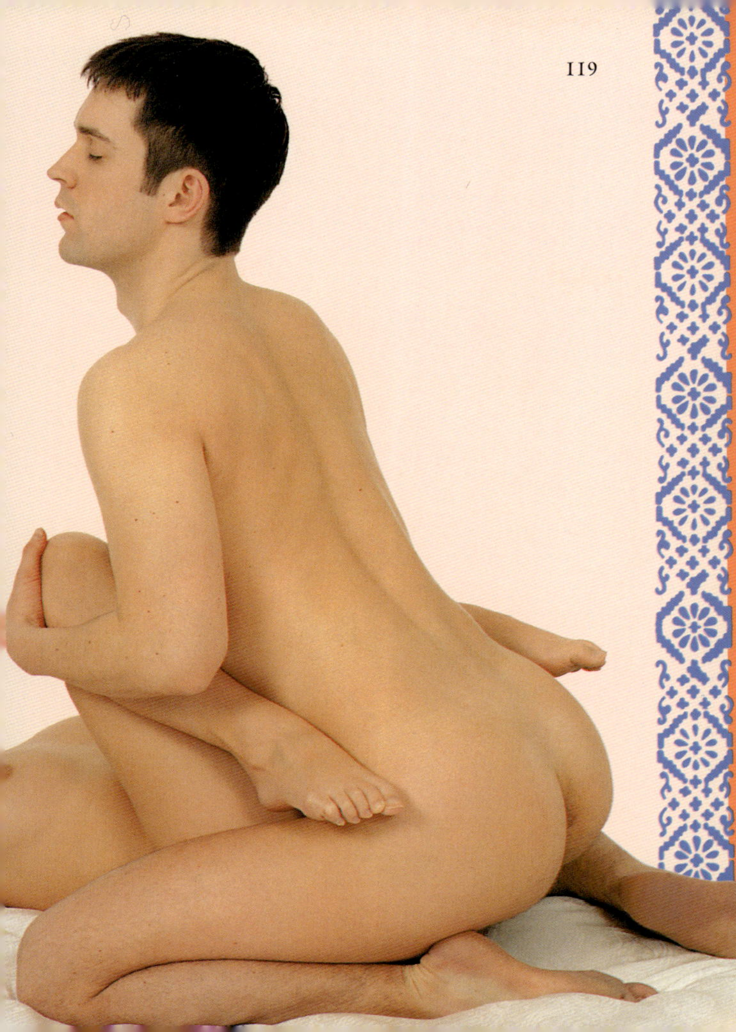

Die gedrehte Stellung

» Beim Liebesakt in der Grundstellung kann der Mann mit etwas Übung ein Bein heben und sich umdrehen, ohne sein Glied herauszuziehen, bis er schließlich in umgekehrter Richtung liegt. «

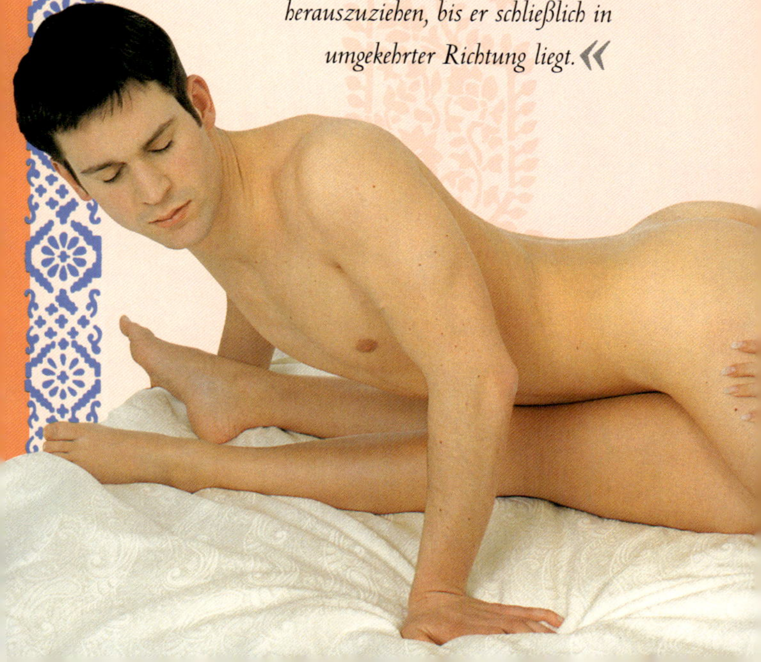

BEIM LIEBESAKT steigert ein Stellungswechsel häufig das Gefühl von Intimität. In diesem Fall kann die Partnerin, während sich der Mann dreht, ihre Zärtlichkeit zeigen, indem sie seinen Rücken, seine Schultern und Flanken umarmt oder liebkost.

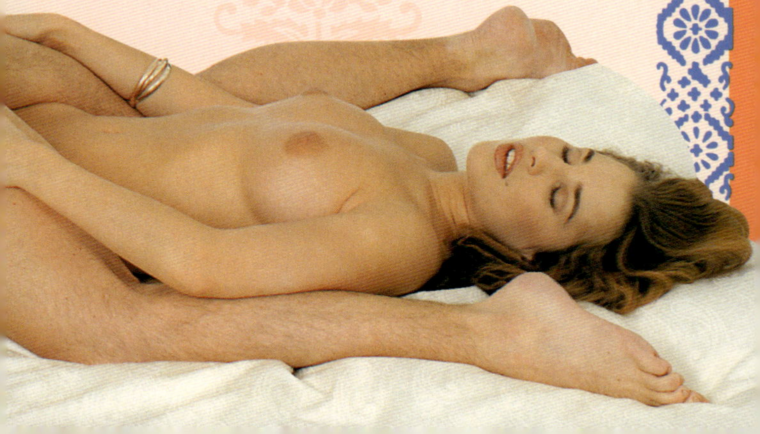

Stellungswechsel Schritt für Schritt

ERSTER SCHRITT Als ersten Schritt für die gedrehte Stellung beginnt man den Liebesakt in der »Missionarsstellung« (Mann oben). Dabei liegt der Mann so, dass sich beide Beine zwischen denen der Partnerin befinden.

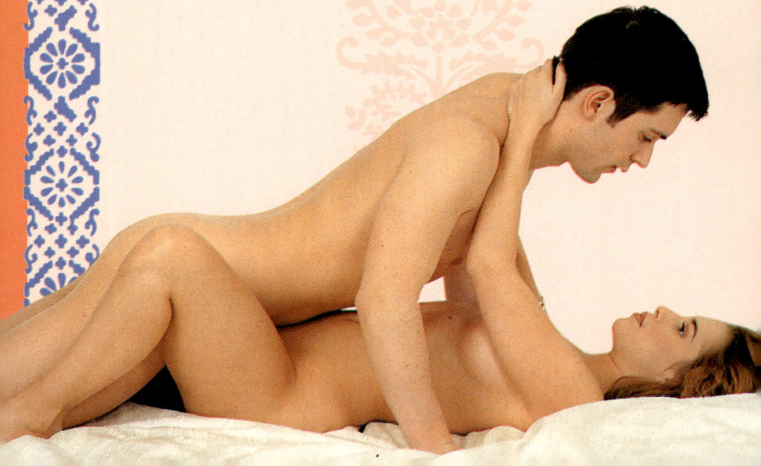

ZWEITER SCHRITT
Er hebt erst sein linkes, dann sein rechtes Bein über ihr rechtes Bein, ohne den Penis herauszuziehen.

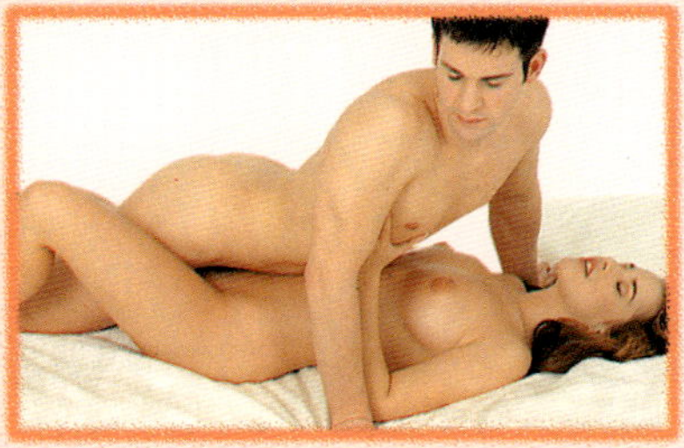

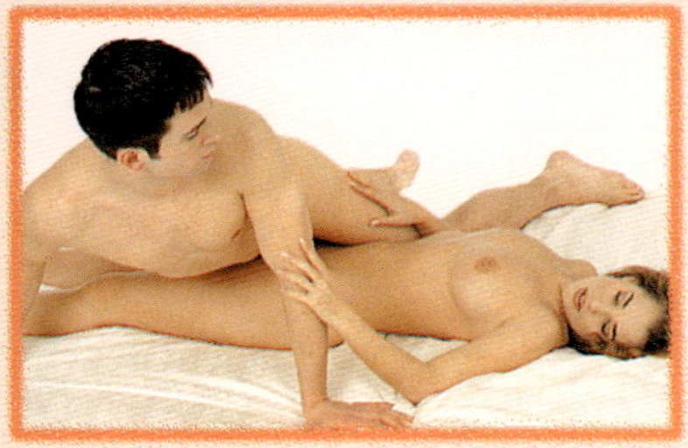

DRITTER SCHRITT
Er wandert mit den Beinen im Halbkreis, wiederum ohne den Penis herauszuziehen.

VIERTER SCHRITT
Zum Schluss liegt sein Oberkörper zwischen ihren Beinen, seine Beine neben ihren Schultern.

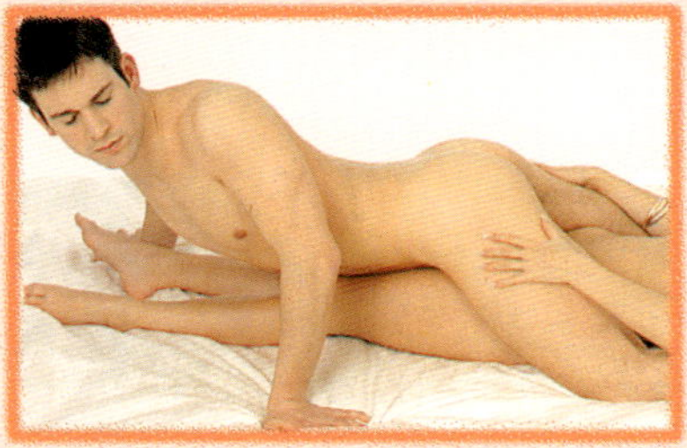

Die schwebende Vereinigung

» Der Mann lehnt an einer Wand, die Frau legt ihm die Arme um den Hals und er hebt sie an den Schenkeln hoch oder verschränkt seine Hände unter ihrem Gesäß. Sie umschlingt mit den Schenkeln seine Taille und presst die Füße gegen die Wand. «

DIESE STELLUNG verlangt dem Mann ziemlich viel Kraft ab. Ist die Frau jedoch leicht, kann er sie vielleicht mit einem Arm um die Taille halten und mit der anderen Hand liebkosen.

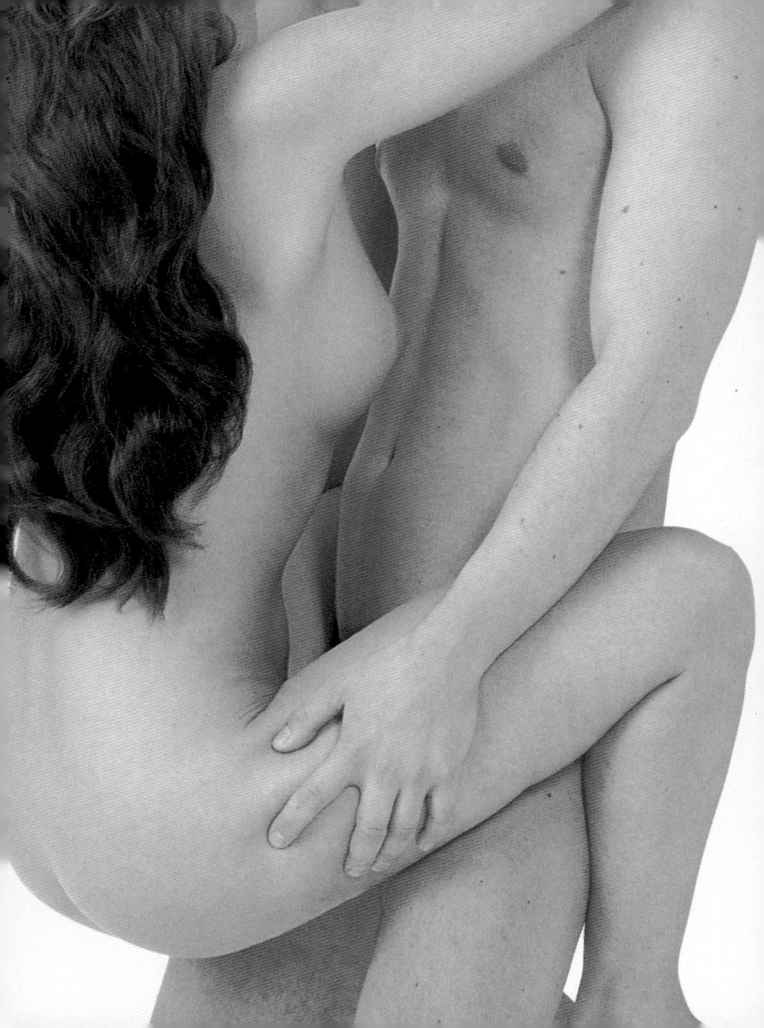

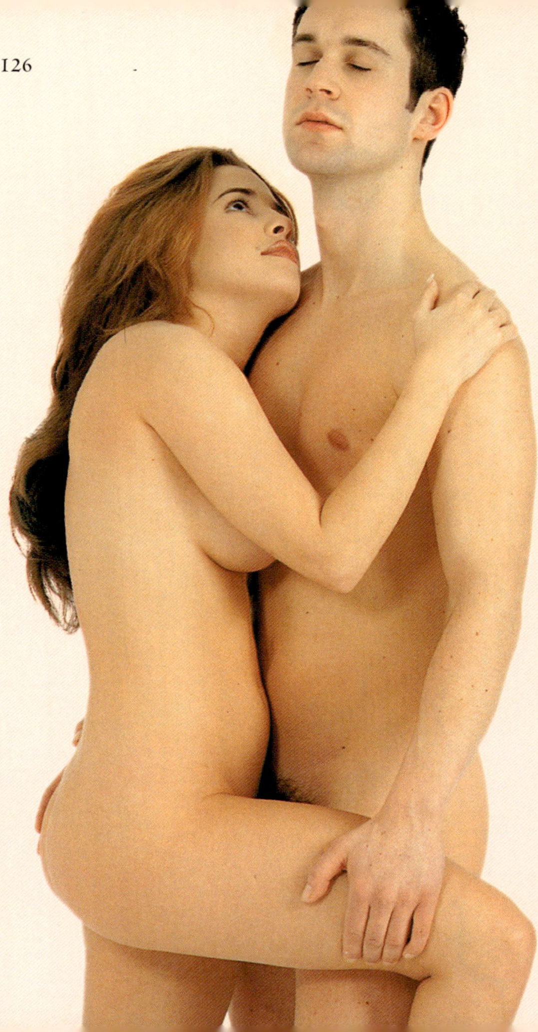

Die stehende Vereinigung

»Standhaftigkeit gewinnt diese Stellung, wenn sich das Paar an eine Wand lehnt oder sich gegenseitig abstützt.«

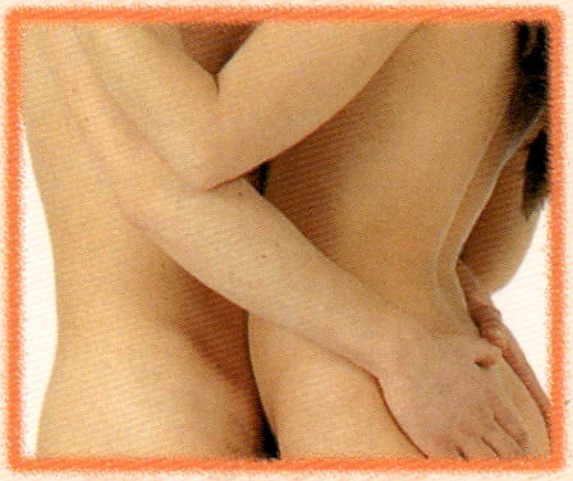

MANCHMAL ÜBERKOMMT ein Paar plötzlich die Leidenschaft, es verzichtet auf einleitende Maßnahmen und liebt sich im Stehen. Lehnt man sich dabei an eine Wand, findet die Frau festen Halt, und dem Mann fällt das kräftige Zustoßen leichter.

Der Kreisel

» Diese Technik erfordert beträchtliche Geschicklichkeit und lässt sich nur durch Übung erlernen. Die Frau sitzt rittlings auf dem Partner, hebt die Beine an und vollführt auf seinem Penis kreisförmige Bewegungen. Dabei muss sie Acht geben, dass sie nicht das Gleichgewicht verliert, sonst tut sie womöglich sich selbst und ihrem Partner weh. «

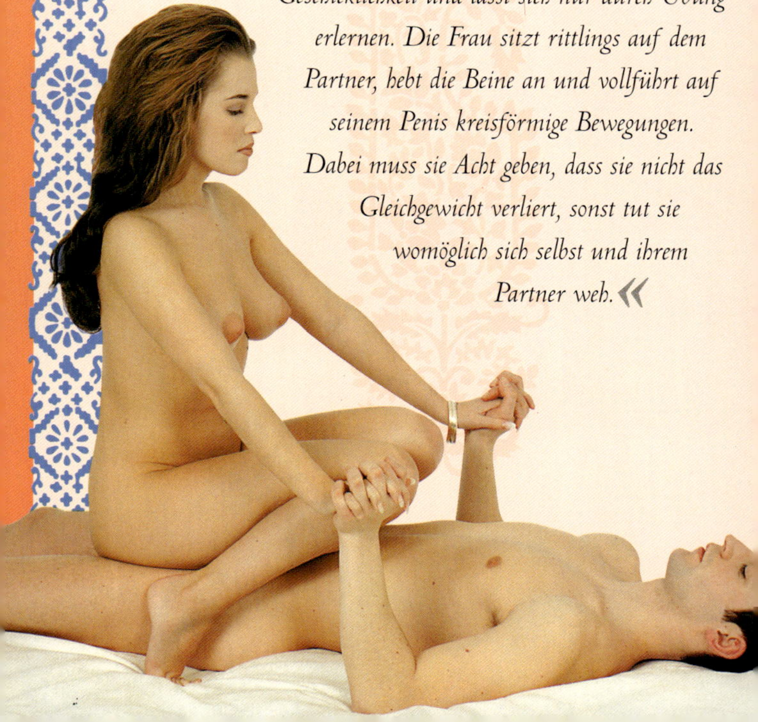

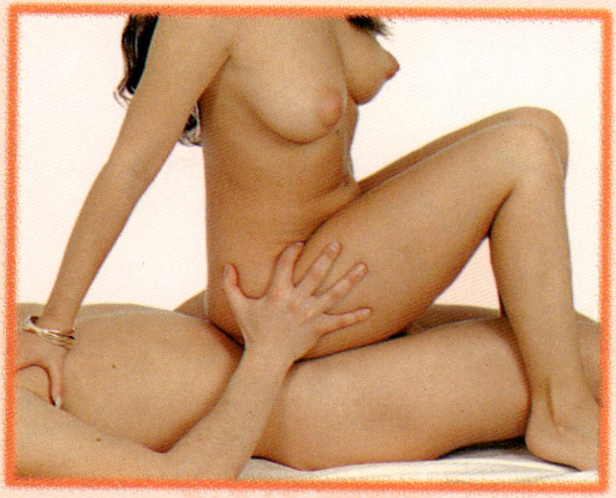

DIESE STELLUNG und ihre Variante, die Schaukel, sind zwar gerade noch machbar, wurden im alten Indien aber wohl eher als Witz verstanden. Den meisten Schaden würde bei dieser Technik der Mann erleiden. Beim Kreisel könnte er sich am Penis verletzen. Eine Stellung, von der abzuraten ist.

Die Schaukel

» Bei dieser Variante des Kreisels sollte der Mann mit durchgebogenem Rücken liegen. Dies funktioniert jedoch nur, wenn der Mann einen kräftigen Rücken hat, und selbst dann wird er die Stellung kaum lange durchhalten. Leichter wird es, wenn er, wie hier, flach auf dem Rücken liegt oder sich auf den Armen abstützt. «

DAS BESTE AN DER SCHAUKEL, zumindest aus Sicht des Mannes, ist, dass die Frau die ganze Arbeit leisten muss und er genießen kann. Die Stellung ist trotzdem gut für die Frau, weil sie die völlige Kontrolle hat und vielleicht ein Machtgefühl empfindet.

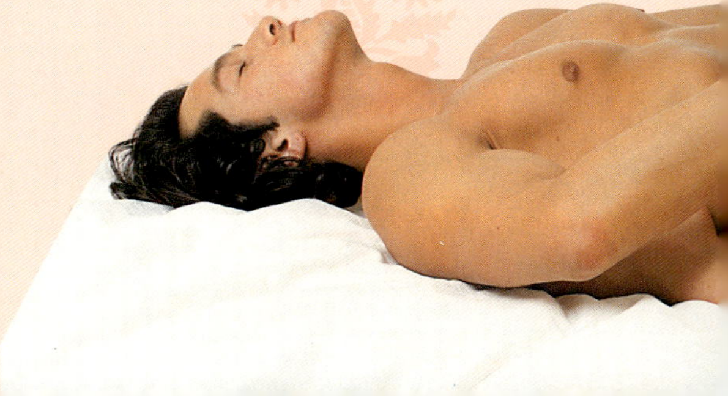

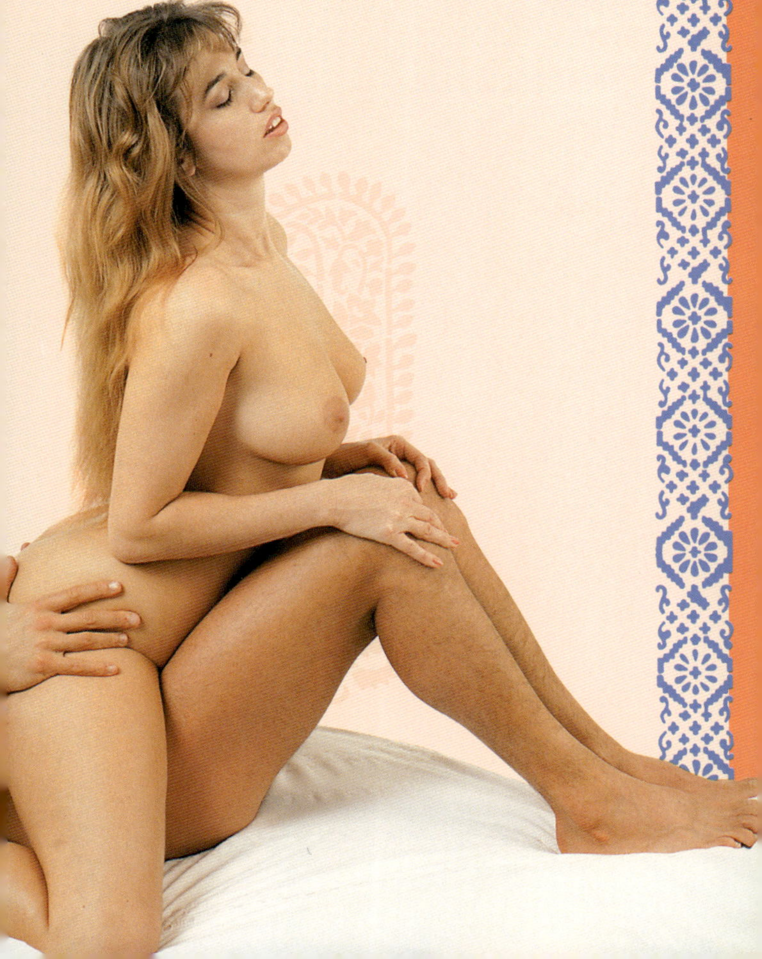

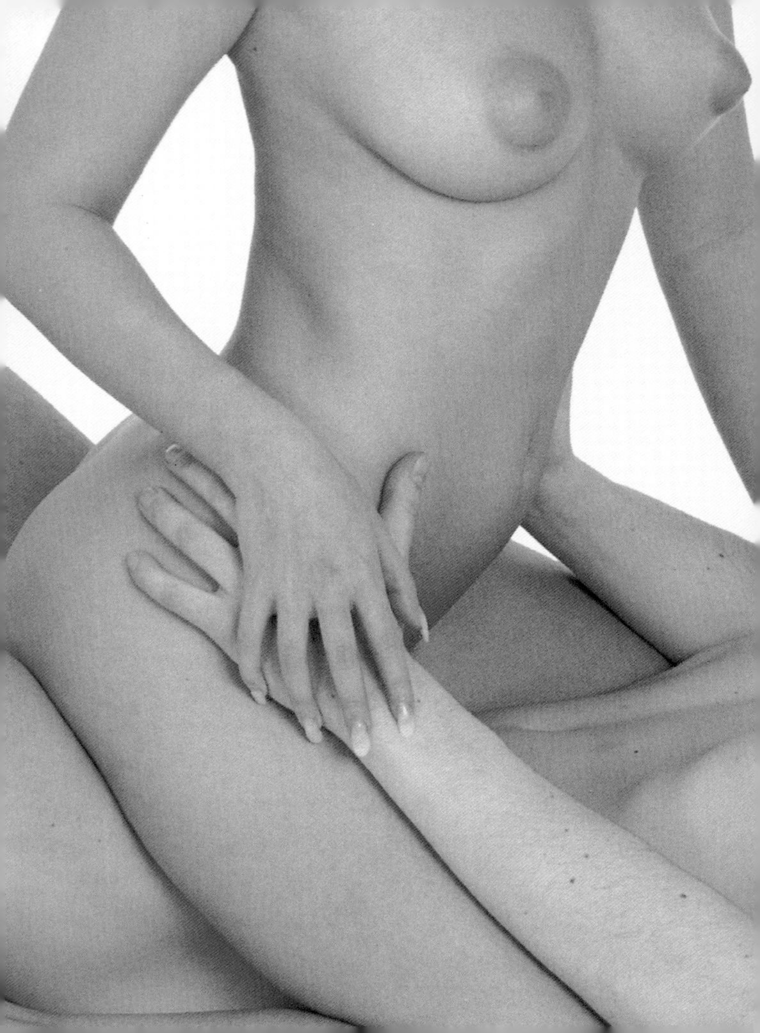

Die Zange

» Mit angewinkelten Knien sitzt die Frau, das Gesicht ihm zugewandt, rittlings auf dem Mann, der flach auf dem Rücken liegt. Sie führt seinen Penis in sich ein, presst ihn immer wieder mit der Scheide und hält ihn lange fest. Die Penetration ist tief. «

DIESE STELLUNG IST von den drei Stellungen, bei denen sich die Frau oben befindet, vielleicht die wirkungsvollste. Mit den Scheidenmuskeln kann die Frau den Mann stimulieren und sich gleichzeitig selbst erregen. Kombiniert mit leichten Bewegungen ist dies ein sanfter sexueller Genuss.

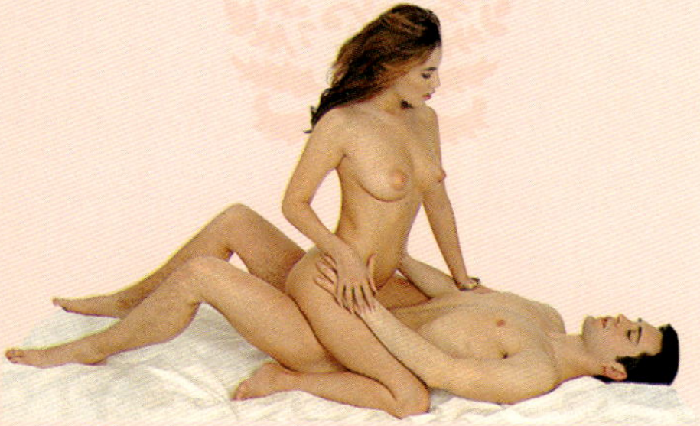

Die Elefantenstellung

»Die Frau liegt so, dass Brüste, Bauch, Schenkel und Füße das Bett berühren, der Mann liegt auf ihr, das Kreuz nach vorn gewölbt. Sobald er in sie eingedrungen ist, kann die Frau die Empfindungen beider Partner steigern, indem sie die Schenkel fest zusammenpresst.«

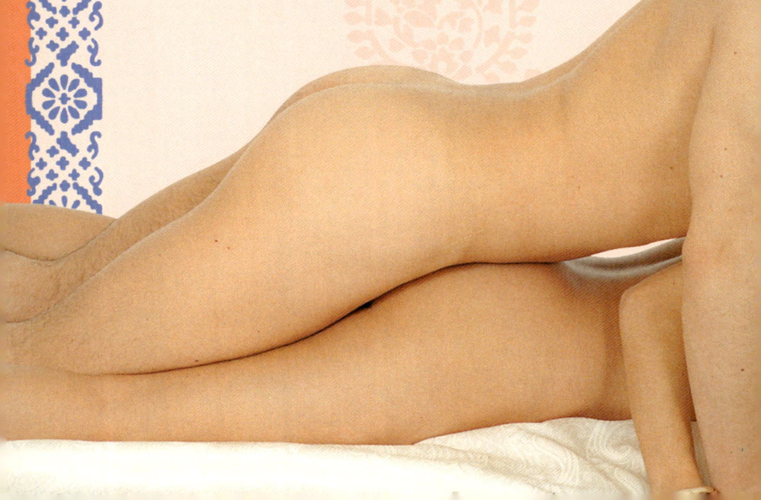

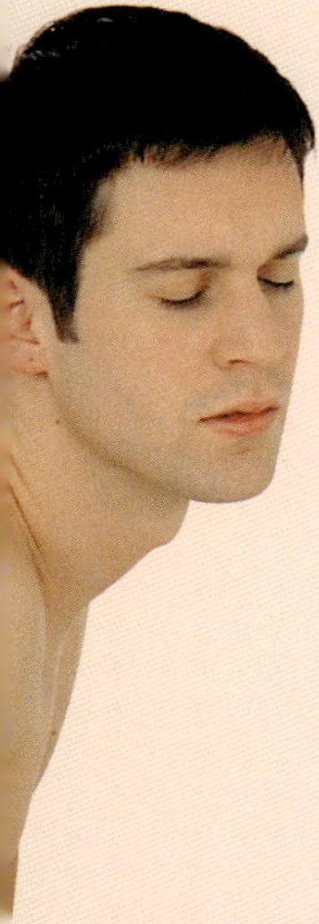

Ein Eindringen von hinten ermöglicht eine tiefe Penetration, das *Kamasutra* lässt jedoch keinen Zweifel daran, dass das besonders Erotische an solchen Stellungen in der Assoziation mit dem Paarungsverhalten von Tieren liegt. Dies unterscheidet sich stark von heutigen Auffassungen über Tiere und Sex; uns kämen Phantasien über einen Tag im Zoo ausgesprochen befremdlich vor.

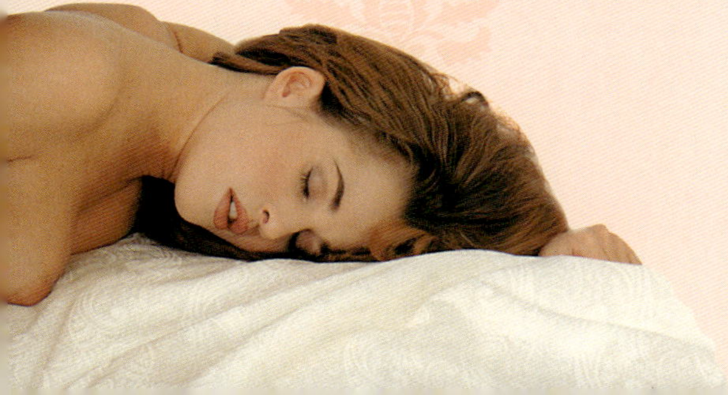

Die Kuhstellung

» Der mächtige Symbolismus sich paarender Tiere facht bei vielen Paaren die Leidenschaft an. Üblicherweise kniet die Frau beim Sex ›von hinten‹; bei dieser schwierigeren Variante stützt sie sich auf Hände und Füße, und ihr Partner besteigt sie wie ein Stier. Die Stellung ermöglicht ein tiefes Eindringen und der Mann kann die Tiefe und Stärke seiner Stöße kontrollieren. «

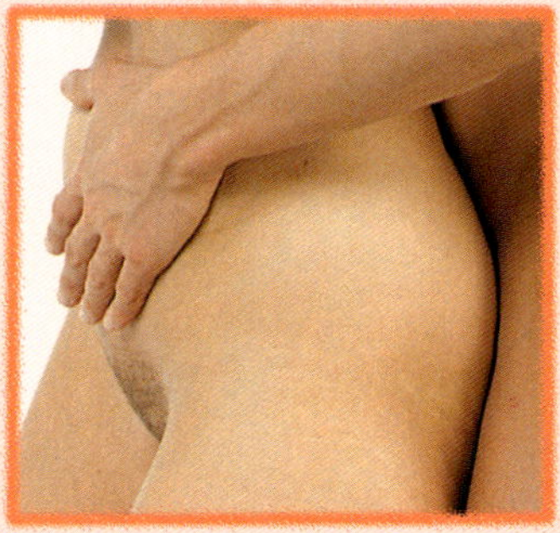

STELLUNGEN »VON HINTEN« ahmen das Paarungsverhalten von Tieren nach und erregen dadurch Männer und Frauen auf ganz spezielle Art. Greift der Mann um ihre Schenkel herum und streichelt mit den Fingern ihre Klitoris (vielleicht im Rhythmus seiner Stöße), stimuliert er sie noch mehr; dies kann höchst erotisch wirken.

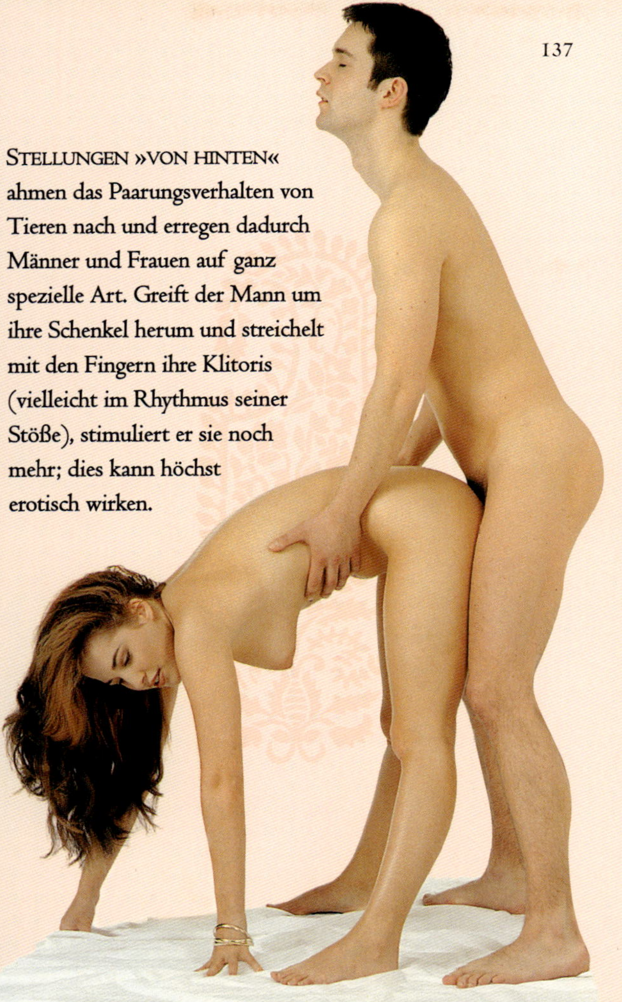

Die Macht der Phantasie

Selbst in unseren modernen Zeiten hat das Thema »sexuelle Phantasien« gerade erst seinen Tabu-Status verloren. Schon im 4. Jahrhundert aber pries das *Kamasutra* die Rolle der Phantasie; man wusste, dass sie die Freude am Liebesakt erhöht und das Sexualleben frisch und abwechslungsreich erhält. Der ursprüngliche Text regt phantasievolle Liebhaber dazu an, sich von den Paarungsgewohnheiten im Tierreich inspirieren zu lassen und dadurch ihr Repertoire erheblich zu erweitern.

Nach der Beschreibung der Kuhstellung, bei der sich das Paar an der erotisch aufgeladenen Symbolik des potenten Stiers ergötzt, empfiehlt das *Kamasutra,* verschiedene Arten von »Vereinigung« nachzuahmen. Da ist die Vereinigung nach Hunde-Art, nach Art eines Ziegenbocks, eines Hirsches, das gewaltsame Besteigen eines Esels, die Katzen-Vereinigung, der Sprung eines Tigers, das Drücken eines Elefanten, das Reiben eines Ebers und das Besteigen eines Pferdes. Und in all diesen Fällen sollte man die Charakteristika der verschiedenen Tiere dadurch herausarbeiten, dass man ihr Verhalten nachahmt. Auch wenn es so aussieht – Vatsyayana wollte das *Kamasutra* nicht zum Handbuch für Tierisches machen. Vielmehr weist er an dieser Stelle darauf hin, wie man Sex mit Hilfe von Phantasie, Erfindungsreichtum und Experimentierfreude ständig neu und aufregend gestaltet.

Sich gehen lassen

Sexuelle Phantasien erzeugen eine erhöhte erotische Stimulation, wenn Frauen es schwierig oder unmöglich finden, zum Höhepunkt zu kommen oder ihre Scheu und ihre Hemmungen zu überwinden. Durch gemeinsame Phantasien öffnen sich die Partner einander, empfinden eine tiefere Intimität und stärken ihre emotionale Bindung.

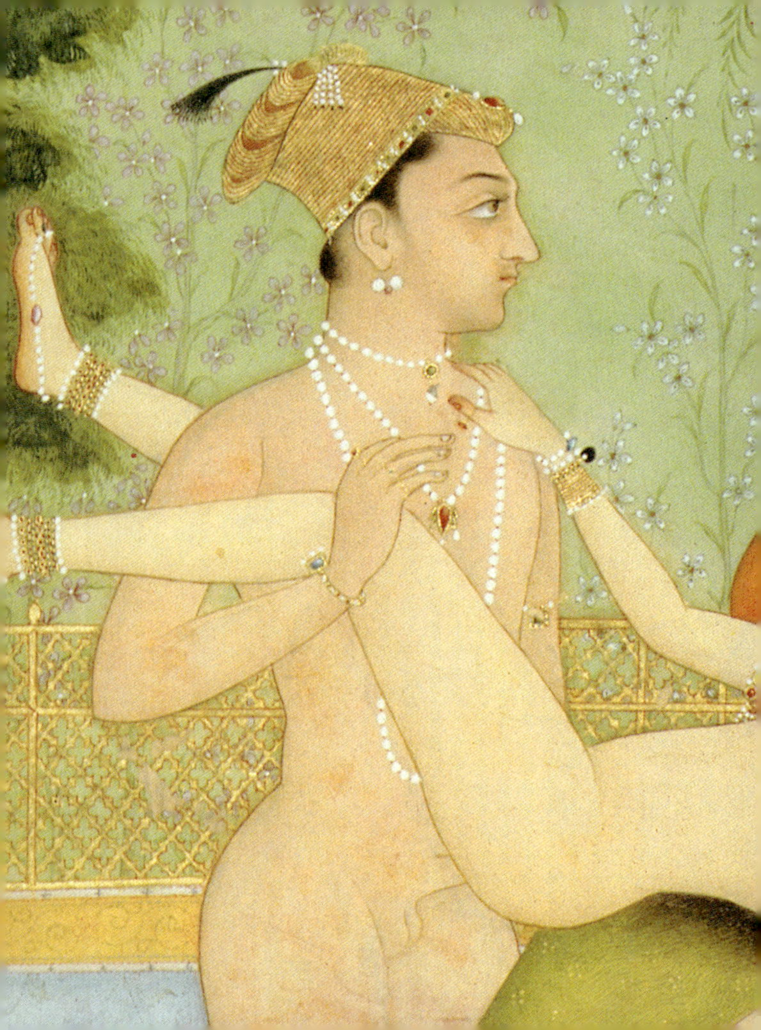

Ananga-Ranga-Stellungen

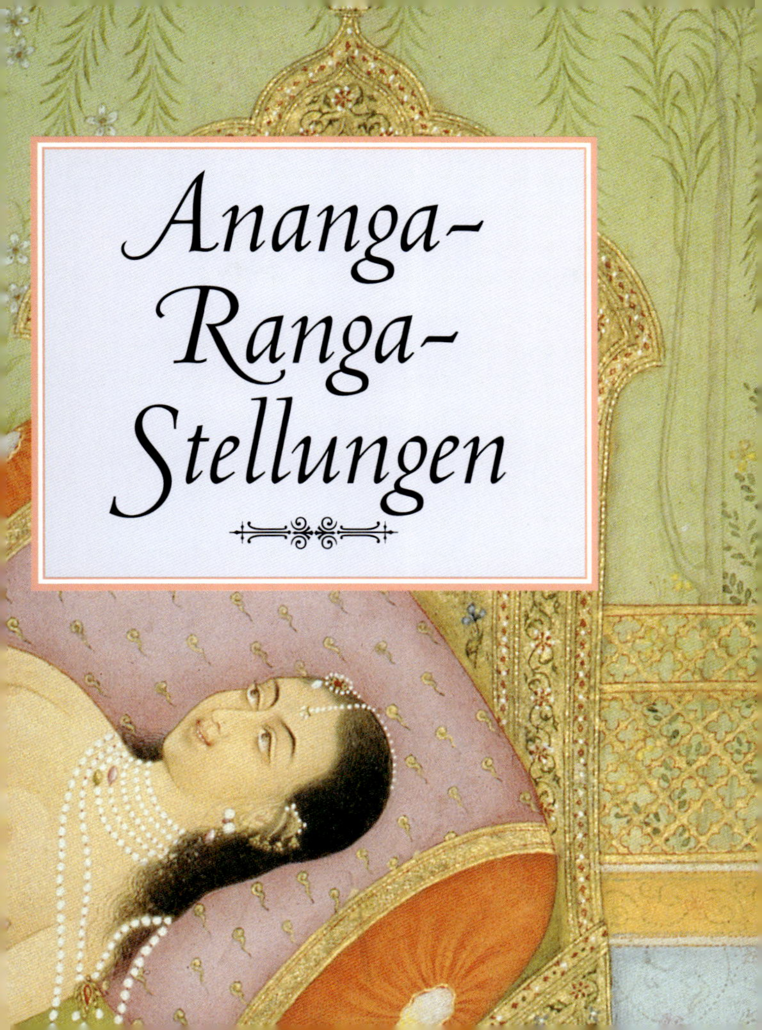

Ananga-Ranga-Stellungen

Der *Ananga Ranga* hat den gleichen Ursprung wie das *Kamasutra,* wurde aber etwa 1500 Jahre später geschrieben, wahrscheinlich Ende des 15. oder zu Beginn des 16. Jahrhunderts. Er wurde ins Arabische übersetzt und hatte starken Einfluss auf die sexuellen Auffassungen der islamischen Welt. Im spätmittelalterlichen Indien des *Ananga Ranga* herrschten, wie auch in der arabischen Welt, sehr viel strengere Regeln als in jener Welt, die das *Kamasutra* hervorgebracht hat. Zu Zeiten von Vatsyayana lebte man Sexualität innerhalb und außerhalb der Ehe frei aus, Kalyana Malla hingegen, der Verfasser des *Ananga Ranga,* zeichnet das Bild einer strengen Gesellschaft, die außerehelichen

Sex verurteilt. Der größte Unterschied zwischen den beiden indischen Klassikern besteht darin, dass das *Kamasutra* für Liebespaare, verheiratet oder nicht, geschrieben wurde, im *Ananga Ranga* hingegen steht die Heiligkeit der Ehe außer Frage. Ebenso eindeutig ist, warum der Verfasser den *Ananga Ranga* überhaupt geschrieben hat – um die Ehe vor sexueller Langeweile zu bewahren und den spirituellen Aspekt des Liebesakts hervorzuheben.

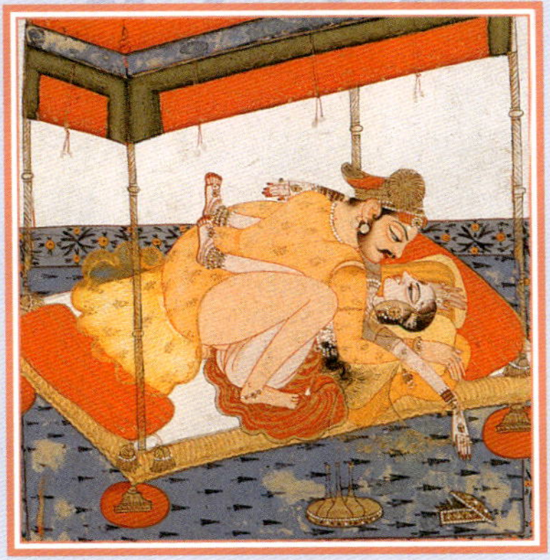

Die gleichbeinige Stellung

»Bei dieser Stellung hebt der Mann den Körper seiner Partnerin an, stützt sich gegen sie und legt ihre ausgestreckten Beine über seine Schultern. Haben die Partner die richtige Größe, kann sie mit dem Gesäß auf dem Bett liegen. Das ist zwar weniger anstrengend, aber auch weniger stimulierend für beide.«

PAARE, DIE EIN TIEFES EINDRINGEN schätzen, mögen diese Stellung. Der Mann fühlt sich dabei überlegen, weil er die Frau in die angenehmste Position für die Penetration bringen kann, sie hingegen erfährt ein Gefühl der Hilflosigkeit, das oft äußerst erotisch wirkt.

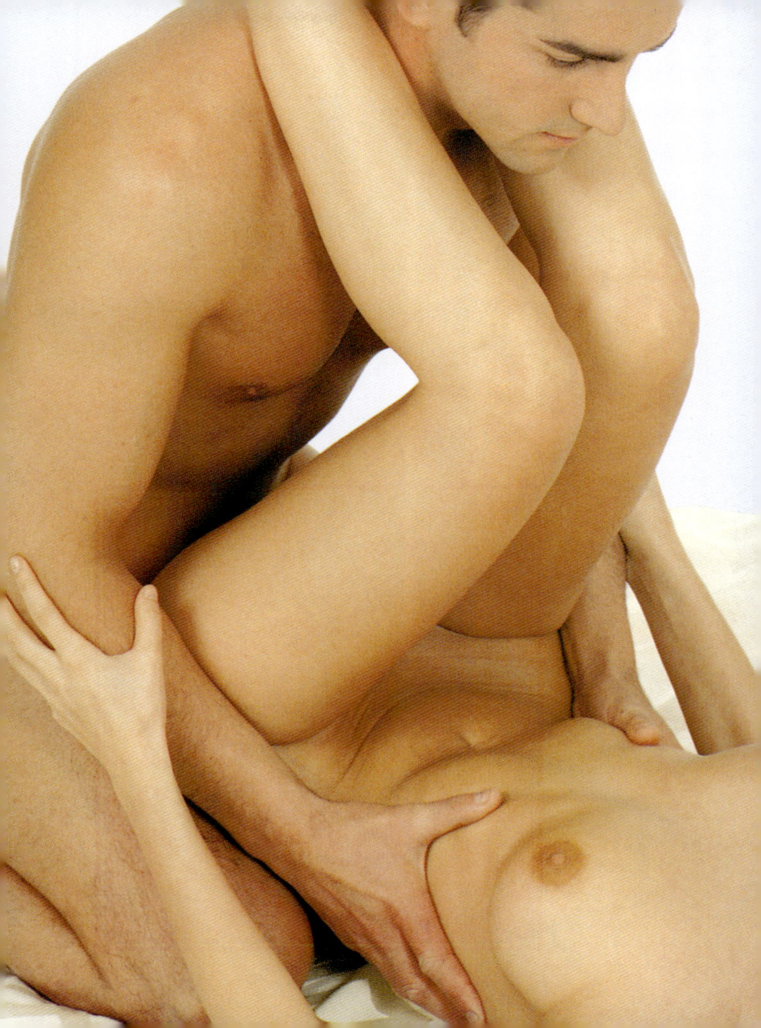

Die erhobene Stellung

Bei dieser Stellung liegt die Frau auf dem Rücken und zieht die angewinkelten Beine an. Ihr Partner kniet und dringt in sie ein.

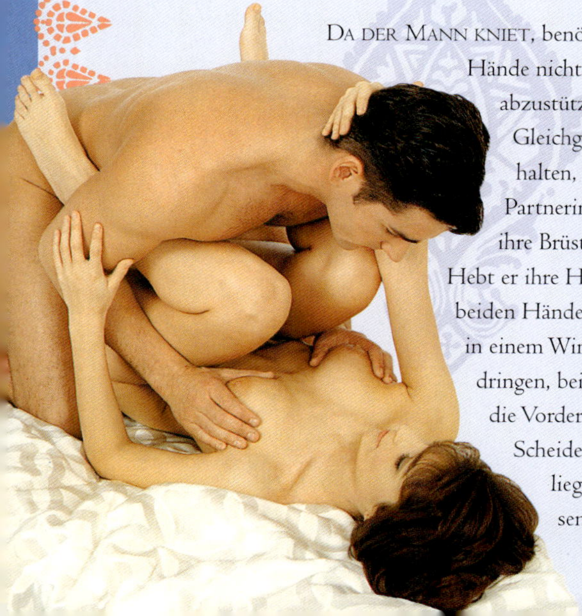

DA DER MANN KNIET, benötigt er seine Hände nicht, um sich abzustützen oder das Gleichgewicht zu halten, und kann seine Partnerin liebkosen und ihre Brüste streicheln. Hebt er ihre Hüften mit beiden Händen an, kann er in einem Winkel in sie eindringen, bei dem sein Penis die Vorderseite ihrer Scheide stimuliert; dort liegt der äußerst sensible G-Punkt.

Die Elixierstellung

»Anders als bei der gleichbeinigen Stellung liegen die Beine der Frau nicht auf den Schultern ihres Partners, sondern rechts und links von seiner Taille. So kann der Mann tief eindringen, und noch stärker kann er die Frau stimulieren, wenn er mit beiden Händen ihr Gesäß anhebt.«

WENN ER SIE ANHEBT und ihr Gesäß stützt, kann er mit sanftem Druck die Gesäßbacken von Anus und Damm wegziehen. Dadurch erfährt sie eine gesteigerte erotische Stimulation.

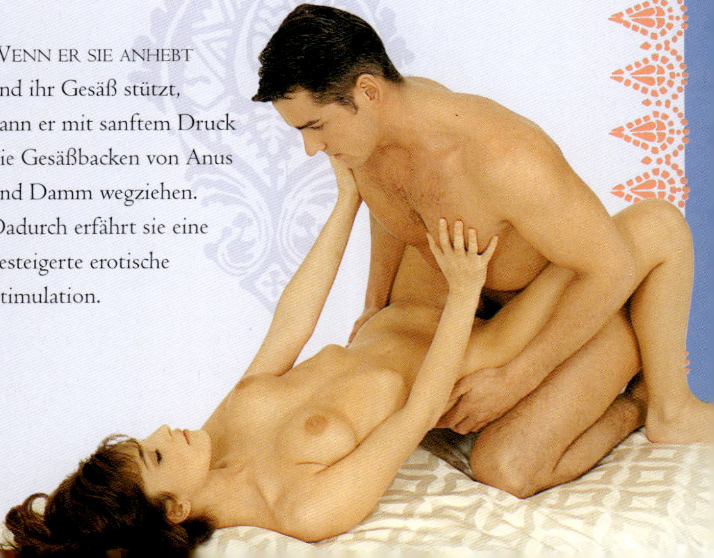

Das Rad des Kama

» Der Mann sitzt mit ausgestreckten, gespreizten Beinen, seine Partnerin setzt sich auf seinen Penis und streckt ihre Beine über seine. Er hält ihren Körper mit ausgestreckten Armen. So bilden die Gliedmaße das Speichenmuster, das der Stellung ihren Namen gab. «

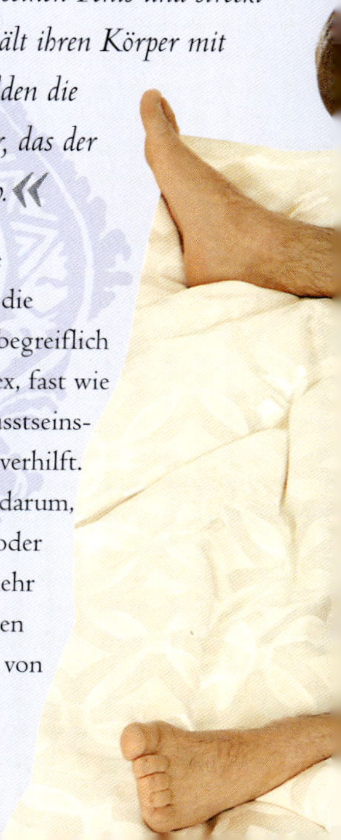

DAS RAD DES KAMA steht für eine Dimension von Sexualität, die für die meisten von uns wohl nur schwer begreiflich ist; eine Dimension, bei der uns Sex, fast wie Meditation, zu einem hohen Bewusstseinsgrad und verstärktem Wohlgefühl verhilft. Beim Rad des Kama geht es nicht darum, ein erotisches Gefühl aufzubauen oder zum Orgasmus zu gelangen. Vielmehr gelangt man hier zu einem seelischen Gleichgewicht, das Empfindungen von Klarheit, Ruhe und Glück erzeugt.

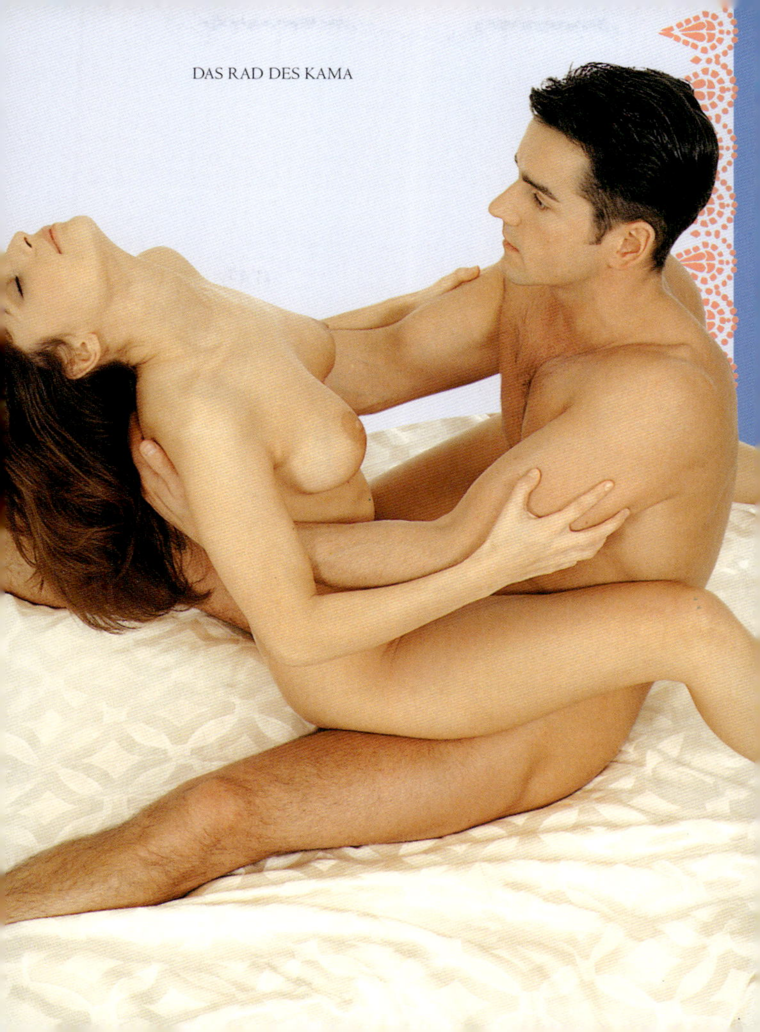

Die unerschöpfliche Freundlichkeit

»Die Frau liegt auf dem Rücken, hebt die Beine und winkelt sie so an, dass die Knie an der Brust ihres Partners liegen; dieser kniet zwischen ihren Schenkeln. Vor dem Eindringen legt er seine Hände unter ihr Gesäß und hebt sie leicht an.«

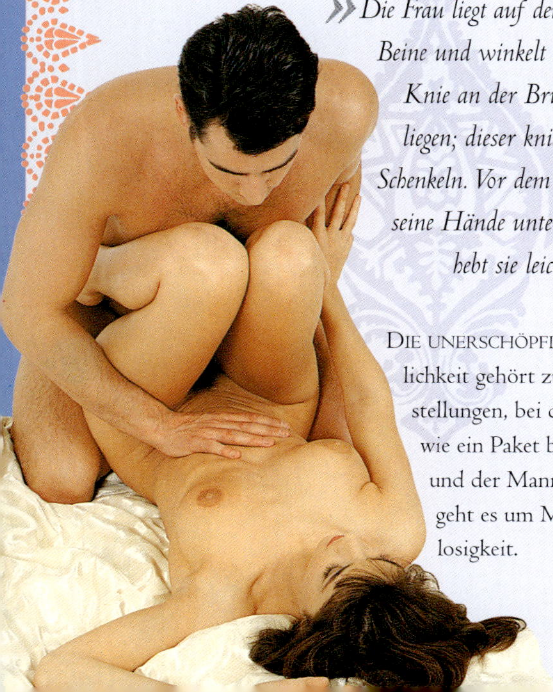

DIE UNERSCHÖPFLICHE Freundlichkeit gehört zu den Liebesstellungen, bei denen die Frau wie ein Paket behandelt wird und der Mann aktiv ist. Hier geht es um Macht und Hilflosigkeit.

Die Vogelstellung

» Bei dieser Stellung liegt die Frau auf dem Rücken, der Mann kniet, hebt ihr Gesäß an und dringt in sie ein. Wenn sie hinter seinem Rücken die Füße kreuzt, kann sie ihn enger an sich heranziehen und ein stärkeres Gefühl von Intimität schaffen. «

MIT DIESER HALTUNG ist vor allem ein Gefühl großer Zärtlichkeit verbunden. In einer vollkommenen Umarmung umschlingt die Frau ihren Liebhaber mit beiden Armen und Beinen – ein Ausdruck ihrer Liebe und ihres Vertrauens.

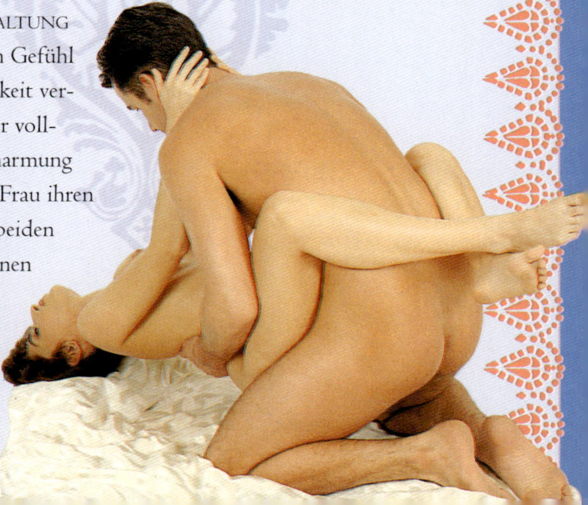

Der Bogen

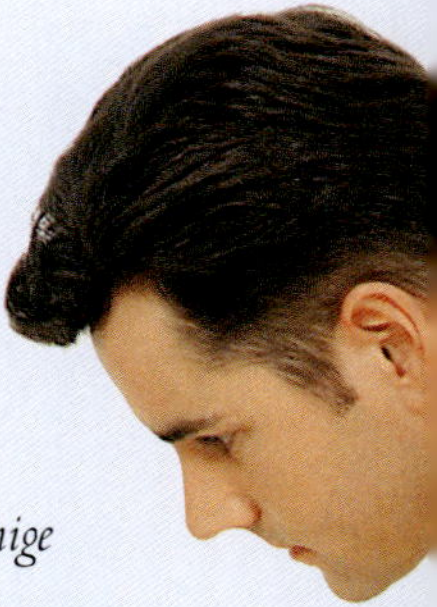

» Beim Bogen wird der Körper der Frau mit Kissen gestützt. Die Scheidenöffnung wird stark stimuliert, deshalb schätzen einige Frauen diese Stellung als Vorspiel zum tieferen Eindringen. «

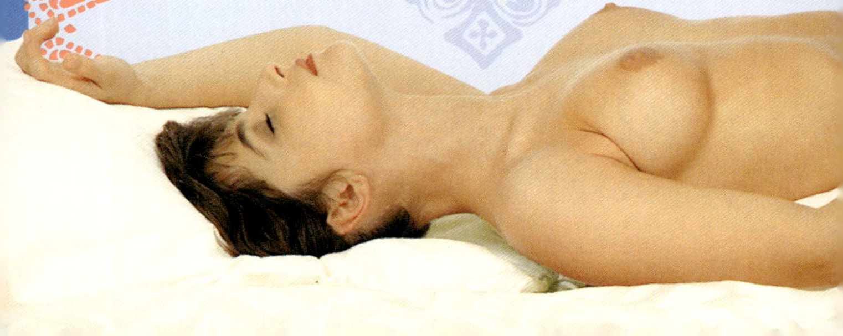

HIER WIRD DAS BECKEN so mit Kissen abgestützt, dass die Genitalien weiter geöffnet sind als bei flacher Lage. Früher schätzte man diese Technik als Sextherapie für Frauen, die nicht zum Orgasmus kommen, weil die Klitoris leichter stimuliert werde, wenn sie den Stößen beim Geschlechtsverkehr ausgesetzt sei. Die Stimulation lässt sich jedoch auch durch geschickte Fingerarbeit erreichen.

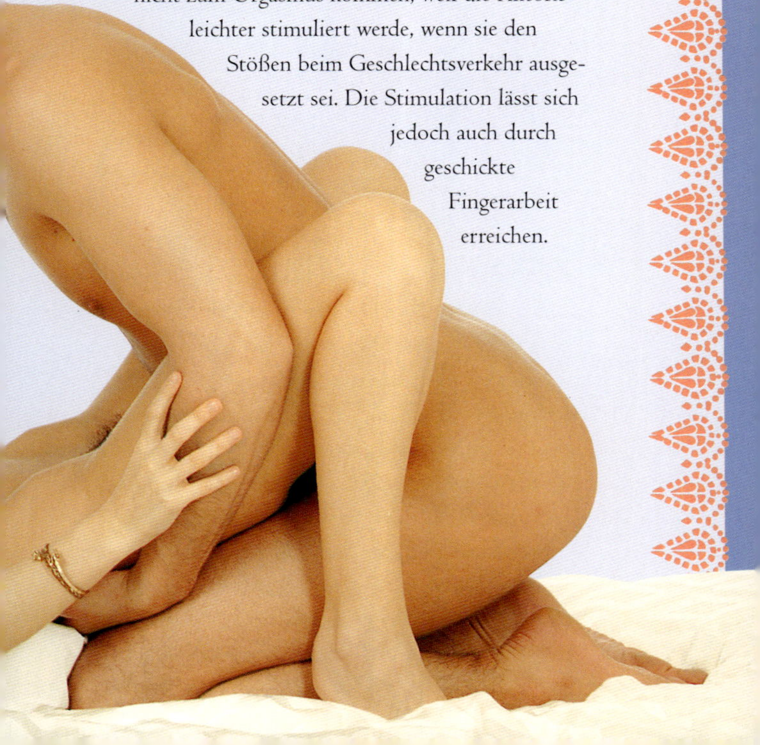

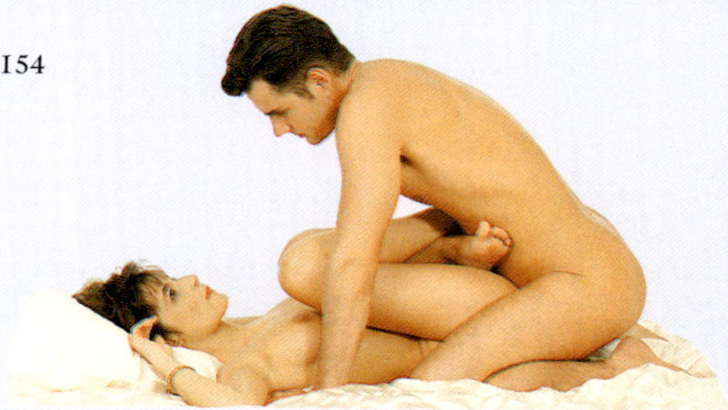

Die allumfassende Position

Die allumfassende Position eignet sich besonders gut, wenn man vor Begierde brennt. Die Frau liegt auf dem Rücken, hebt die Beine ein wenig hoch und kreuzt die Waden so, dass die Beine eine Raute bilden. Dann legt sich der Mann auf sie und dringt ein.

DIE FRAU FÜHLT SICH in dieser Stellung leicht gefesselt. Noch sinnlicher wird die Stellung durch das weit geöffnete Becken und die frei liegende Klitoris. Die Penetration ist nicht sonderlich tief, auf den Mann kann es jedoch sehr erregend wirken, dass die Frau sich so weit öffnet.

Die gespaltene Stellung

» Hier liegt die Frau auf dem Rücken, der Mann kniet und dringt in sie ein. Dann hebt er ihre Beine senkrecht hoch und legt sie sich über eine Schulter. «

STELLUNGEN WIE DIESE eignen sich für den älteren Mann, der beim Liebesakt einen heftigeren Druck braucht. Ihre Scheide schließt sich fest um seinen Penis und ihr Schenkeldruck verschafft ihm jene stärkere Reibung, die er benötigt, um zum Orgasmus zu kommen.

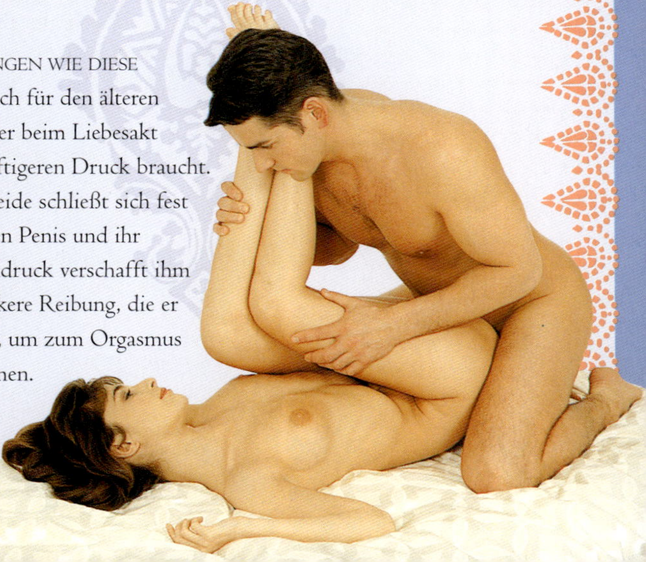

Die Krabbe

Bei dieser warmen, einladenden Variante der seitlichen Stellung dringt der Mann in die Frau ein und liegt zwischen ihren Schenkeln. Eines ihrer Beine liegt zwischen seinen, das andere zieht sie über seinem Körper an, so dass es knapp unterhalb seiner Brust liegt.

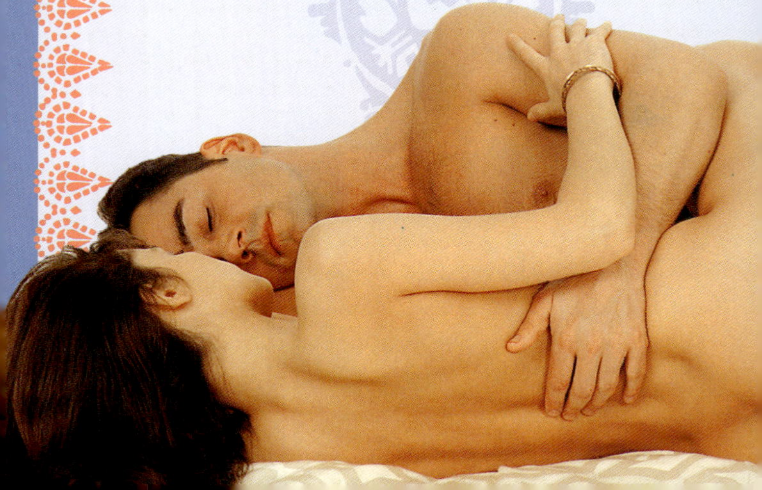

DIESE STELLUNG ERMÖGLICHT ein tiefes Eindringen, aber der Mann ist in seinen Bewegungen womöglich eingeschränkt. Wie alle seitlichen Stellungen eignet sich auch diese besonders, wenn einer der Partner müde, aber immer noch erregt ist. Bei der Beschreibung seitlicher Stellungen heißt es im *Kamasutra*, der Mann solle auf der linken, die Frau auf der rechten Seite liegen. Kalyana Malla erwähnt diese Regel nicht, die Empfehlung trägt aber zweifelsohne dem Umstand Rechnung, dass damals wie heute die meisten Männer Rechtshänder sind. Ist der Mann jedoch Linkshänder und möchte seine Partnerin mit links streicheln oder möchte die Frau ihren Partner mit der rechten Hand liebkosen, sollte man die Positionen tauschen.

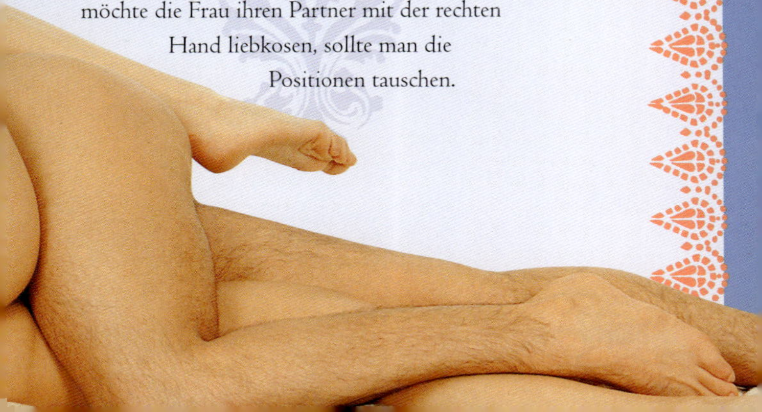

Die quer stehende Laute

» Das Paar liegt mit ausgestreckten Beinen Seite an Seite. Zunächst hebt die Frau ein Bein leicht an, damit ihr Partner eindringen kann, dann hebt er ein Bein und legt es auf ihren Schenkel. «

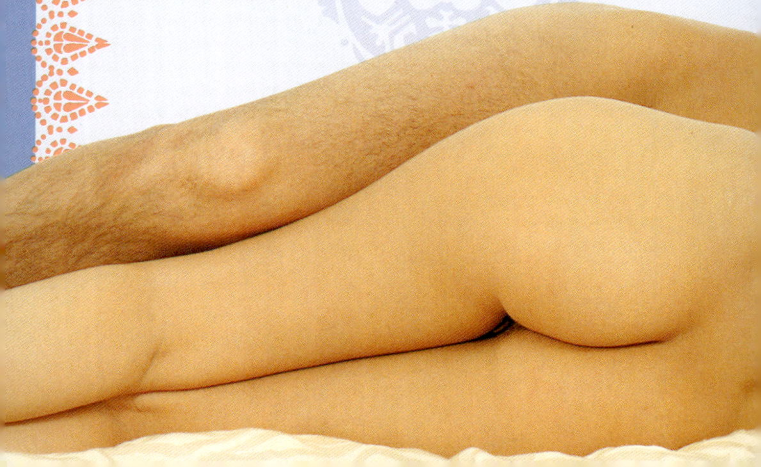

SEITLICHE STELLUNGEN eignen sich besonders gut für Männer, die beim Liebesakt mehr Reibung benötigen. Die Penisstöße sind an den inneren Schamlippen zu spüren, die von den Beinen gegen das Glied gedrückt werden. Daher gelangt auch die Frau in solchen Stellungen leichter zum Orgasmus. Rückt der Mann dabei etwas höher als die Frau (also in Richtung ihres Kopfes), streift sein Penis ihre Klitoris. Diese Stellungen sind hilfreich, wenn die Frau Schwierigkeiten hat, zum Orgasmus zu gelangen.

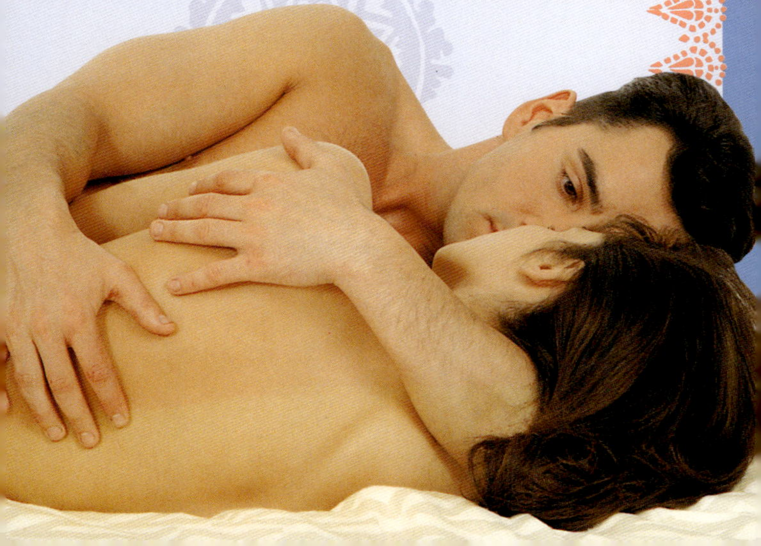

Die vier Frauentypen

Die Verfasser des *Ananga Ranga* und des *Kamasutra* hatten beide eine Vorliebe für Listen und Kategorien. Der *Ananga Ranga* teilt Frauen nach ihrem Temperament in vier Typen ein, denen jeweils eine Vielzahl weiblicher Eigenschaften zugeordnet wird. Diese Typen haben eine gewisse Ähnlichkeit mit den heutigen Konstitutionstypen, sind aber ziemlich abstrus und nicht immer schmeichelhaft!

DIE *PADMINI* ODER LOTUSFRAU

Ihr Gesicht ist angenehm wie der Vollmond; ihr wohl gepolsterter Körper ist weich wie der *Shiras* (ein Baum) oder die Senfblüte; ihre Haut ist fein, zart und hell wie gelber Lotus. Ihre *yoni* (Scheide) gleicht der sich öffnenden Lotusblüte und ihr *kama-salila* (Sekret) duftet nach Lilien.

Die *Chitrini* oder Kunstfrau

Sie ist von mittlerer Größe, weder klein noch groß, mit pechschwarzem Haar, einem dünnen, runden, muschelgleichen Hals, zartem Körper, die Taille schlank wie ein Löwe, harte, volle Brüste – und schwere Hüften. Das Haar um die *yoni* ist dünn, der Venushügel weich, erhaben und rund. Das *kama-salila* ist heiß und duftet nach Honig.

Die *Shankhini* oder Schneckenfrau

Sie hat ein reizbares Temperament, ihre Haut ist immer heiß und goldbraun oder dunkelgelbbraun; ihr Körper ist groß und schwer, ihre Taille dick und ihre Brüste klein. Ihre *yoni* ist ständig feucht von *kama-salila*, das deutlich salzig schmeckt.

Die *Hastini* oder Elefantenfrau

Sie ist klein; sie hat einen derben, gedrungenen Körper und wenn ihre Haut hell ist, dann ist sie totenblass. Ihr *kama-salila* schmeckt wie der Saft, der im Frühling von den Schläfen des Elefanten rinnt.

Die drei Männertypen

Der *Ananga Ranga* folgt in seiner Klassifizierung der Männer dem *Kamasutra*. Männer werden in drei Arten eingeteilt: den Hasentyp, den Stiertyp und den Hengsttyp. Wie bei den Frauen beschränkt Vatsyayana seine Klassifizierung auf die Genitalien – in diesem Fall hängt sie von der Größe des *lingam* (Penis) ab. Kalyana Malla, der Verfasser des *Ananga Ranga*, liefert auf dieser Basis eine präzise Beschreibung jedes Typs. Die Beschreibungen sind für heutige Ohren nicht besonders schmeichelhaft – besonders, wenn man das Pech hat, zur falschen Kategorie zu gehören!

DER *SASHA* (HASENTYP)

Den *Sasha* erkennt man an einem *lingam*, der erigiert nicht mehr als sechs Fingerbreiten oder etwa 7,5 cm misst. Seine Figur ist klein und hager, aber gut proportioniert; er hat kleine Hände, Füße, Knie, Lenden und Schenkel. Seine Züge sind klar und gut geschnitten. Er tritt bescheiden auf, hat wenig Appetit und ist mäßig in seinen fleischlichen Gelüsten und sein Samen hat nichts Abstoßendes.

DER *VRISHABHA* (STIERTYP)

Den *Vrishabha* erkennt man an einem *lingam*, der neun Fingerbreiten oder 11 cm lang ist. Sein Körper ist robust und zäh. Er ist gewalttätig, unruhig und jähzornig, und sein Samen ist immer bereit.

DER *ASHWA* (HENGSTTYP)

Den *Ashwa* erkennt man an einem *lingam* von zwölf Fingerbreiten oder 15 cm. Er ist groß und breitschultrig, aber nicht fleischig, und er liebt kräftige, robuste Frauen. Er ist rücksichtslos, leidenschaftlich, unersättlich, flatterhaft, faul und schläfrig. Er macht sich wenig aus den Riten des Liebesakts, außer im Augenblick des Ergusses. Sein Samen ist reichlich, salzig und ähnlich dem eines Bocks.

Die Lotusstellung

» Bei dieser ausgeprägtesten aller sitzenden Stellungen sitzt der Mann im Schneidersitz, die Frau sitzt mit dem Gesicht zu ihm auf seinem Schoß und lässt sich auf seinen Penis herab. Der Mann kann seiner Partnerin die Hände auf die Schultern legen, ebenso bequem und vielleicht noch liebevoller ist es aber, wenn er die Arme um ihren Körper oder ihren Hals legt. «

SITZENDE STELLUNGEN können freundschaftlich, mit Erotik aufgeladen, jugendlich, akrobatisch oder spaßig wirken, ganz nach Stimmung. Es sind Stellungen, die vor allem dem Mann Freude machen, denn fast die ganze Arbeit bleibt der Frau überlassen. Eine der größten Stärken der indischen Liebestexte besteht jedoch darin, dass sie zwar vom männlichen Standpunkt aus geschrieben sind, aber für die damalige Zeit sehr gerecht auf die Bedürfnisse beider Partner eingehen.

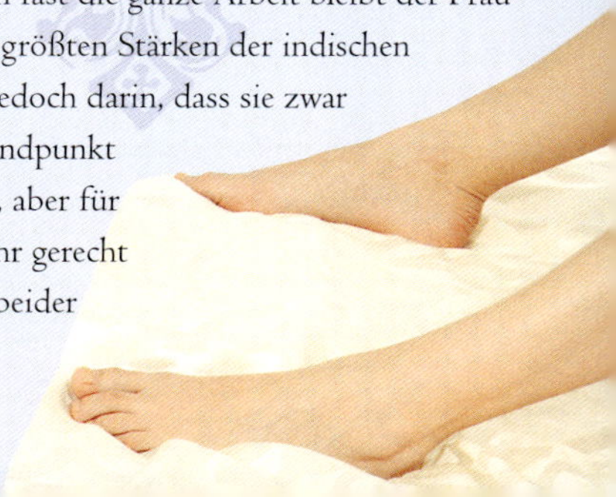

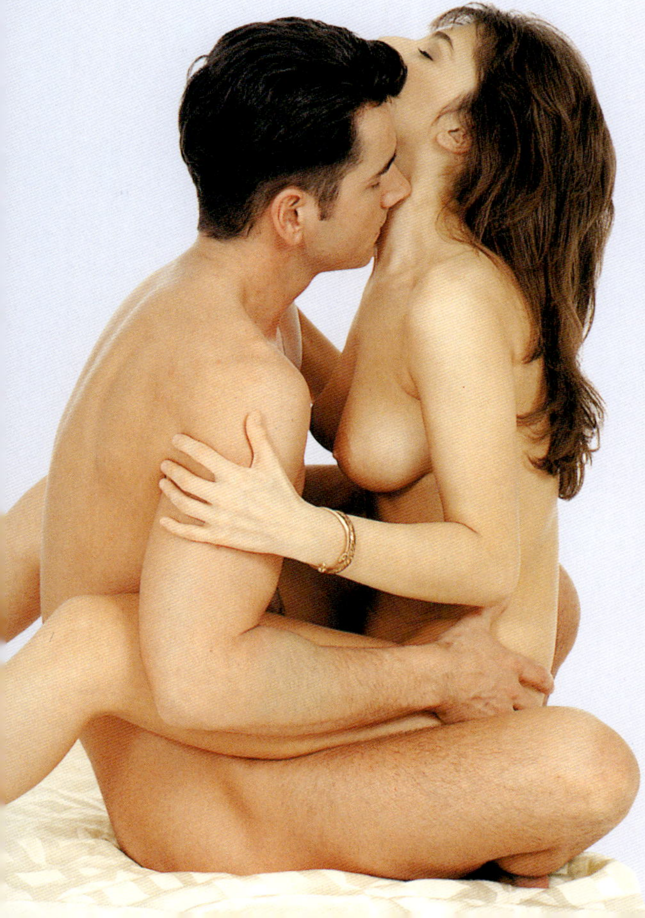

Die selbst geschaffene Position

» Bei dieser Variante der Lotusstellung hebt die Frau ein Bein leicht an; vielleicht muss sie mit einer Hand das Gleichgewicht halten. Durch das erhobene Bein verändert sich die Spannung zwischen ihrer Scheide und seinem Penis. «

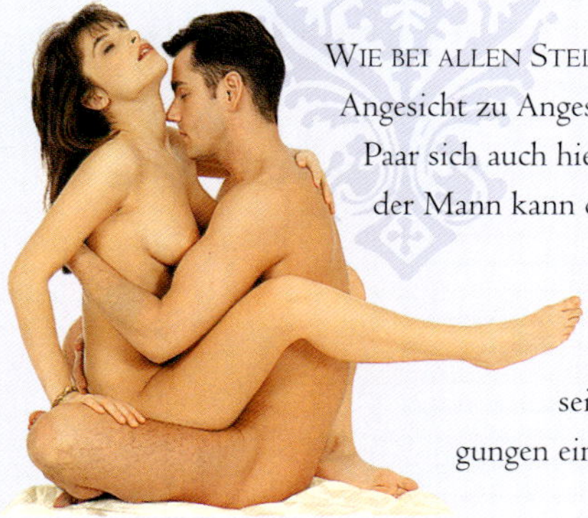

WIE BEI ALLEN STELLUNGEN von Angesicht zu Angesicht kann das Paar sich auch hier küssen, und der Mann kann die Brüste der Frau streicheln. Der Mann ist jedoch in seinen Stoßbewegungen eingeschränkt.

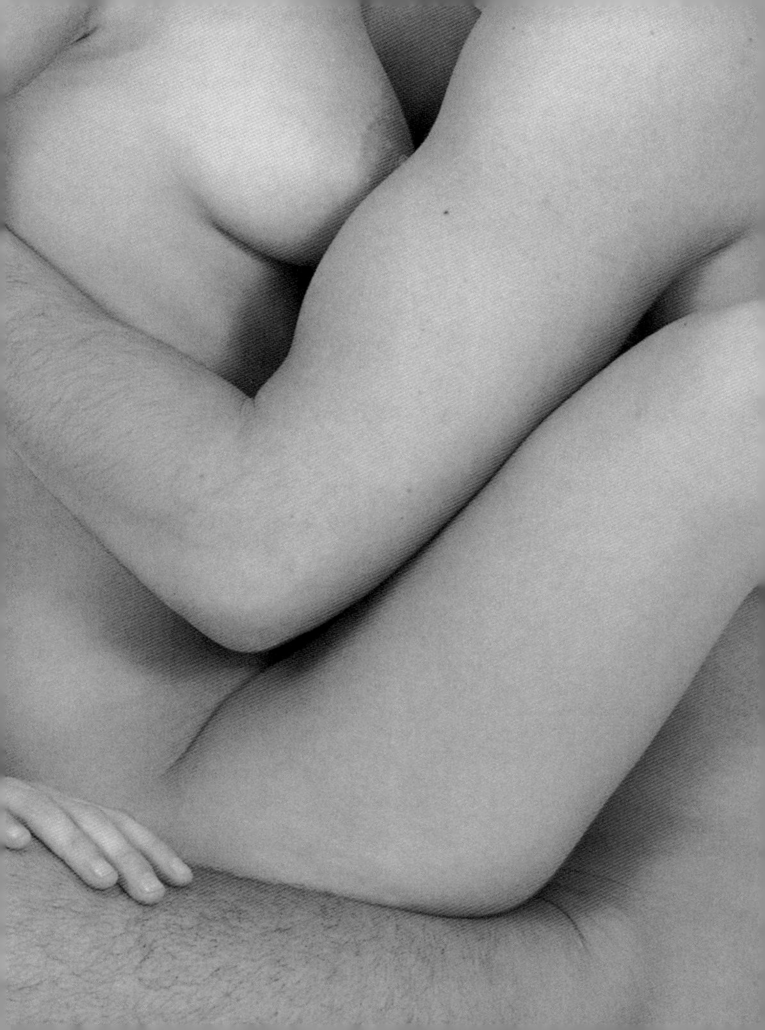

Die Rundherum-Position

» Die Frau sitzt rittlings auf dem Mann, mit dem Gesicht zu ihm, streckt die Beine an seinem Körper entlang aus und führt sie etwa auf Ellbogenhöhe unter seinen Armen durch. «

NACH KALYANA MALLA soll der Mann die Beine der Frau in die richtige Position heben, wenn sie rittlings auf seinem Schoß sitzt, Im Rausch der Leidenschaft kann aber jeder der Partner aus der einfachen sitzenden Stellung, die hier in der Regel Ausgangspunkt ist, diese Veränderung vornehmen. Außerdem wird vorgeschlagen, er solle die Hände in ihrem Nacken verschränken. Die Hände können jedoch in dieser Stellung durchaus eine aktivere Rolle spielen.

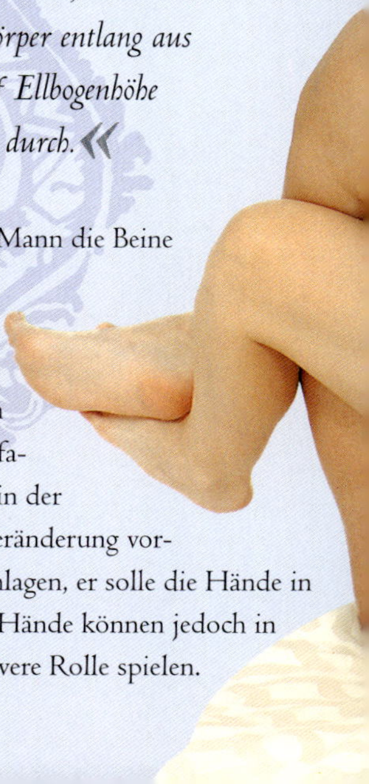

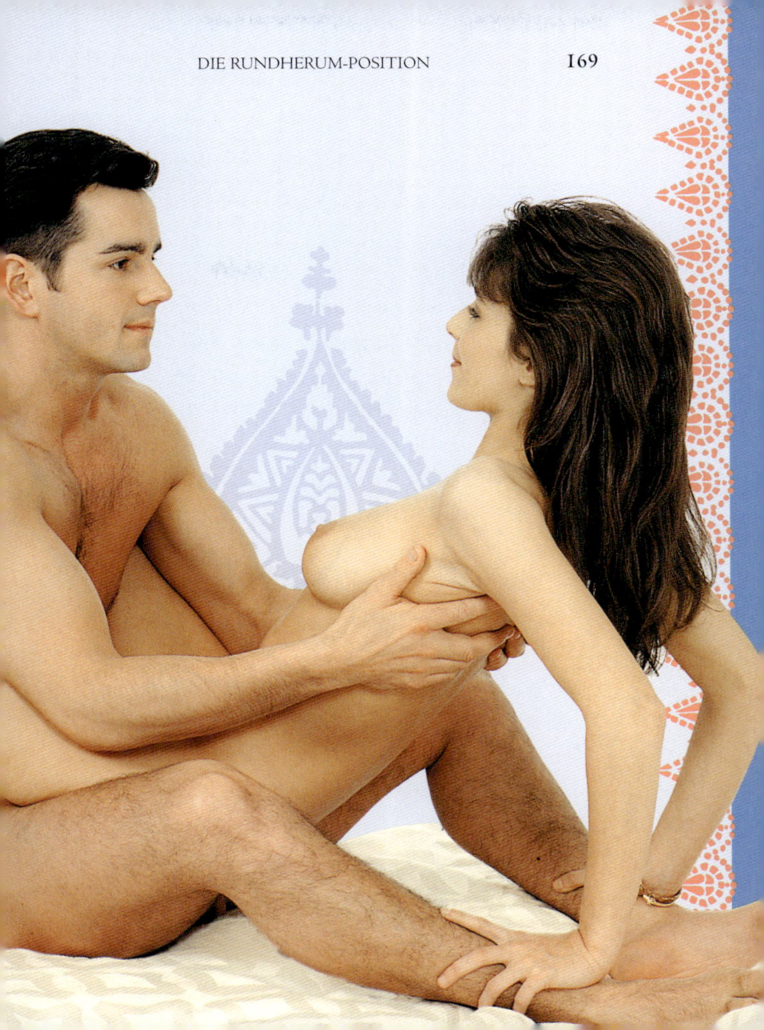

Multiple Orgasmen

Die Stellung der Gefährtin des Indra (siehe Seite 88–89) zeigt, dass manche der alten Stellungen dazu gedacht waren, die sexuelle Spannung zu erhöhen. Gelangt die Frau zu einer höheren Spannung der Scheidenmuskeln und angrenzenden Körperteile, kann sie einen intensiveren Orgasmus erleben als durch explosionsartiges Lösen der Spannung. Ähnliches gilt für Paare, bei denen die Frau zu multiplen Orgasmen fähig ist.

Die verschiedenen im *Ananga Ranga* aufgeführten sitzenden Stellungen sind hierbei hilfreich. Da sie keine heftigen Stoßbewegungen erlauben, sind sie nicht allzu anstrengend; außerdem hat das Paar so den Aufbau sexueller Spannung besser unter Kontrolle als bei vielen anderen Stellungen. Andererseits fällt es dem Mann dabei schwerer, das empfindliche Gleichgewicht zwischen ausreichender Stimulation und dem Nachlassen der Erektion zu halten. Manuelle und orale Stimulation verhelfen dem Mann wieder zur Erektion, ohne dass die erotische Spannung für beide Partner nachlässt.

Aufbau sexueller Spannung

Die amerikanischen Sexualwissenschaftler Hartman und Fithian empfehlen solchen Paaren, den Liebesakt langsam zu vollziehen. Sie sollten auf allzu viele heftige Stoßbewegungen verzichten, damit sich Lust und Reaktion nach und nach entwickeln können. Wer multiple Orgasmen genießen möchte, muss nämlich sehr viel mehr sexuelle Spannung aufbauen, als das für einen einzigen Höhepunkt nötig wäre. Man braucht Zeit, um die Sinne zu reizen und zu erregen, es wäre also unklug, sich zu überanstrengen und den Liebesakt als Gymnastikstunde zu absolvieren. Wer beim Sex so lange durchhalten will, bis er zum multiplen Orgasmus gelangt, hat drei Haupthindernisse zu überwinden: Beide Partner müssen vermeiden, dass sie zu schnell zum Höhepunkt kommen, der Mann muss seine Erektion halten können, obwohl er sich ständig zügelt, und bei beiden muss die Energie lange genug vorhalten.

Die Schlangenfalle

»Bei dieser Stellung sitzt die Frau mit dem Gesicht zum Mann rittlings auf ihm, und jeder umfasst die Füße des anderen. Bei diesem Arrangement kann das Paar in erregenden Bewegungen wie auf einer Wippe hin und her schaukeln. Da Stoßbewegungen nur eingeschränkt möglich sind, nimmt man diese Stellung am besten ein, wenn der Mann müde ist oder wenn er bereits befriedigt ist und den Liebesakt noch einmal zum Vergnügen seiner Partnerin vollzieht.«

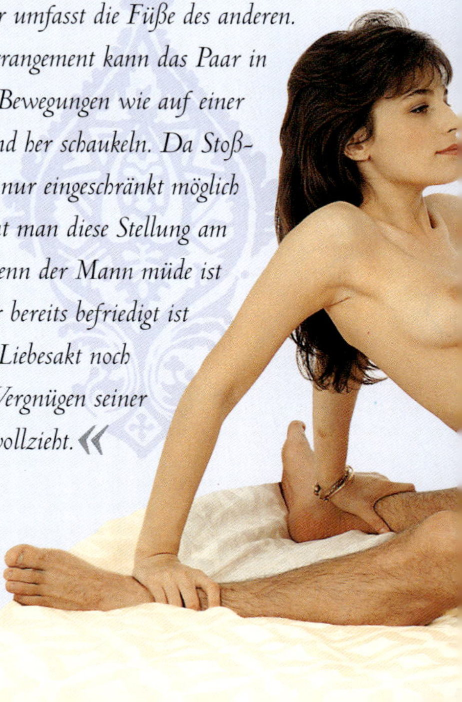

DIESE STELLUNG IST EIN BEISPIEL für sexuelle Spiele. Was sexuelle Stimulation angeht, ist sie völlig zweckfrei, sie kann aber sehr viel Spaß machen, wenn man nur »herumalbert«. Außerdem eignet sie sich als langsames Vorspiel zu heftigeren sexuellen Aktivitäten und erzeugt gerade genügend Stimulation, um das sexuelle Interesse wach zu halten.

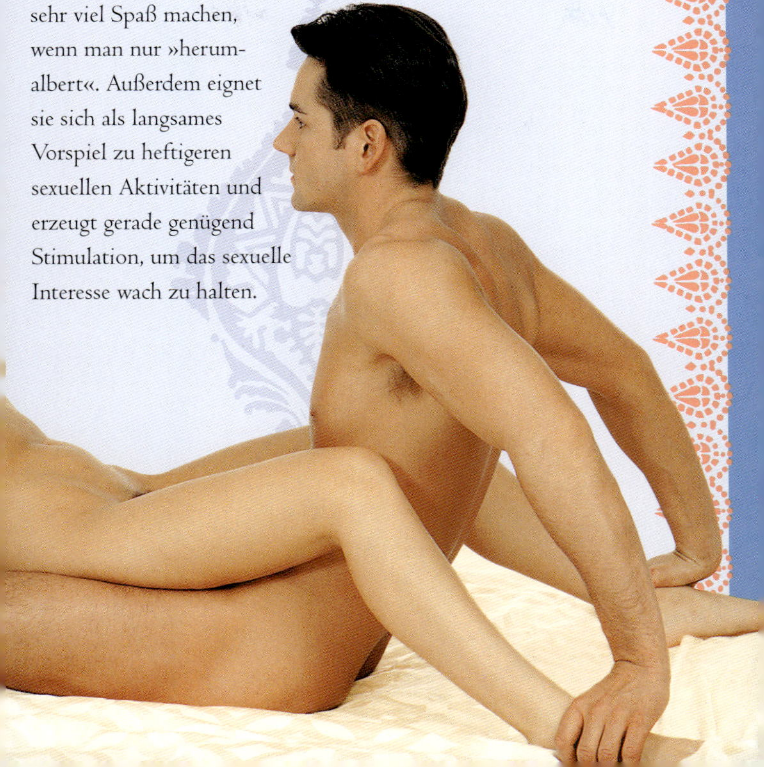

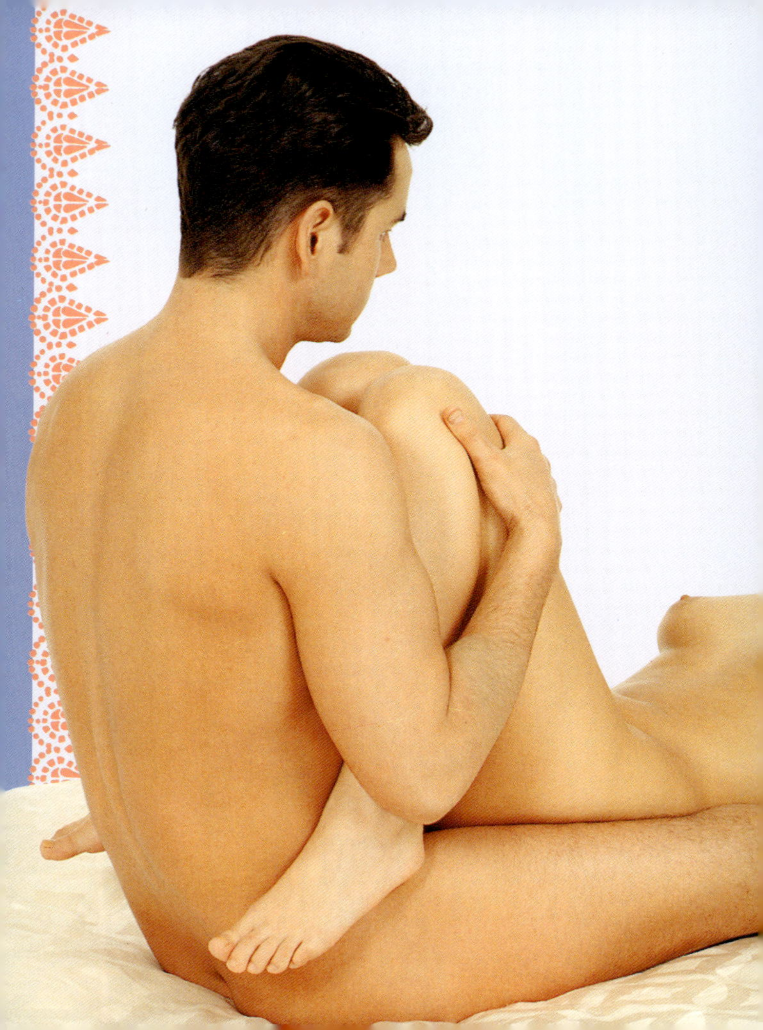

Die Zwillingsstellung

» Der Mann sitzt mit weit gespreizten Beinen, die Frau setzt sich auf ihn, ihre Beine über seinen. Wenn er ganz in sie eingedrungen ist, presst er ihre Schenkel zusammen. «

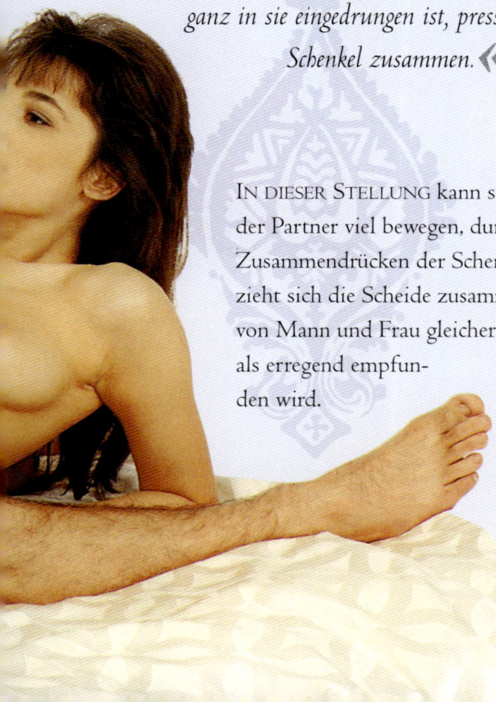

IN DIESER STELLUNG kann sich keiner der Partner viel bewegen, durch das Zusammendrücken der Schenkel aber zieht sich die Scheide zusammen, was von Mann und Frau gleichermaßen als erregend empfunden wird.

Die stürmische Position

» Der Mann hebt die Frau an, indem er ihre Beine in Ellbogenhöhe über seine Arme legt, und schaukelt sie seitlich hin und her. In einer Variante, die als Affenstellung bekannt ist, schaukelt der Mann die Frau nicht seitlich, sondern vor und zurück. «

DA DER MANN die Frau anhebt und auf seinem Penis schaukelt, eignet sich diese Stellung am besten für einen starken Mann und eine leichte Frau.

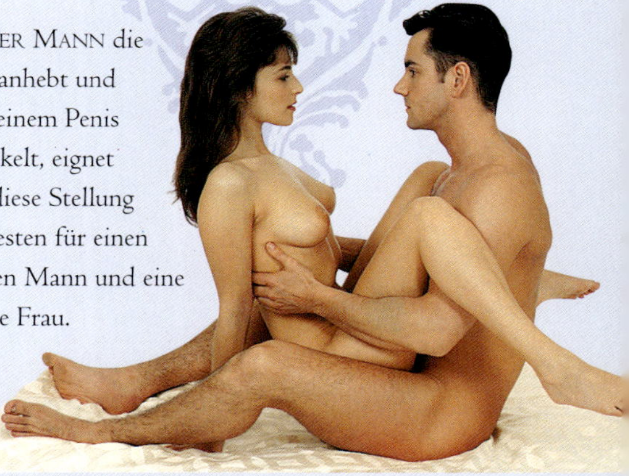

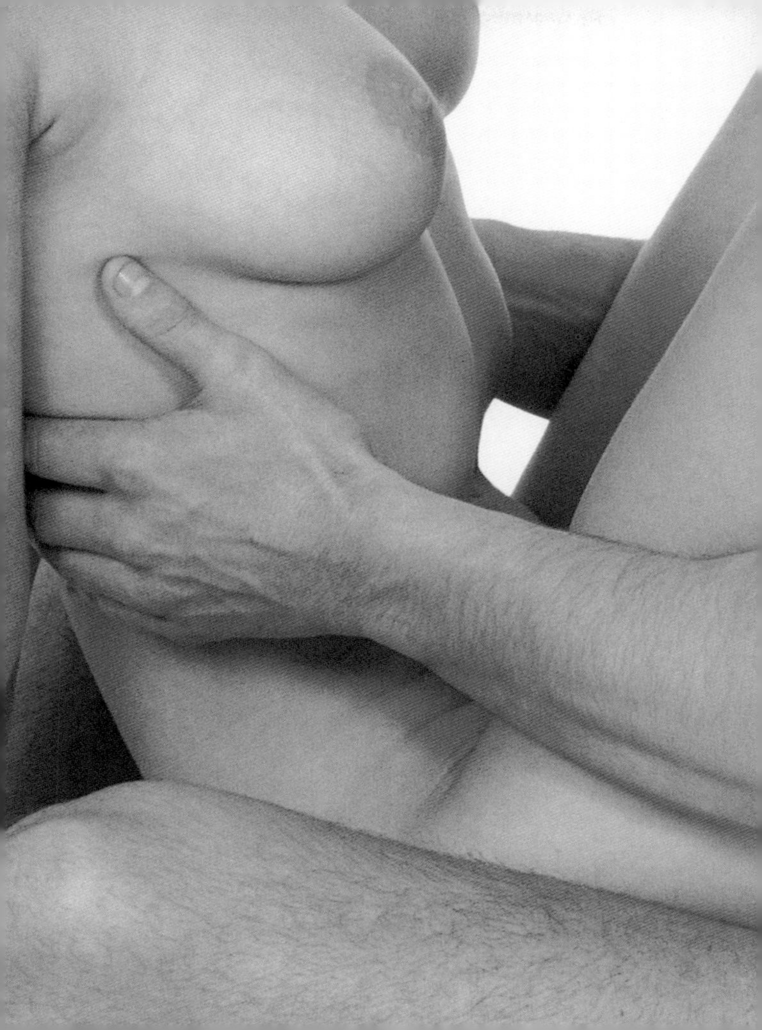

Der Rollentausch

» Kalyana Malla vergleicht die Position der Frau in dieser Stellung mit der einer ›großen Biene‹ und versichert, dass sie ›sich gründlich selbst zufrieden stellt‹. Sie hockt auf den Schenkeln des Mannes, führt dann seinen Penis ein, drückt die Beine fest zusammen und vollführt eine mahlende Bewegung. «

DA DIE FRAU SICH IN DIESER STELLUNG frei bewegen kann, hat sie Kontrolle über Tempo, Winkel und Intensität ihrer kreisenden und seitlichen Beckenbewegungen. Auch die Tiefe der Penetration kann sie variieren und damit unterschiedliche Empfindungen erzeugen.

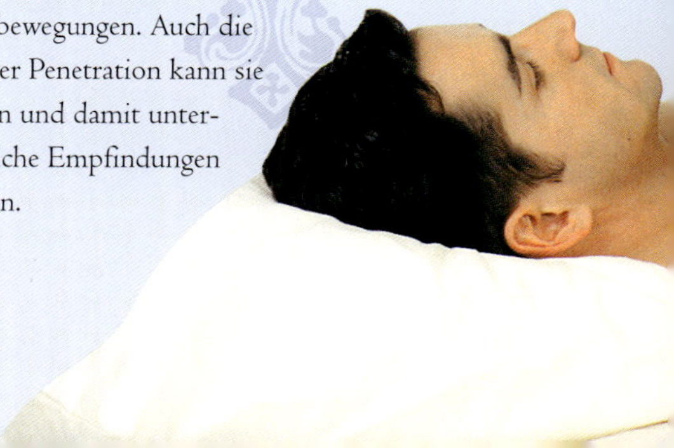

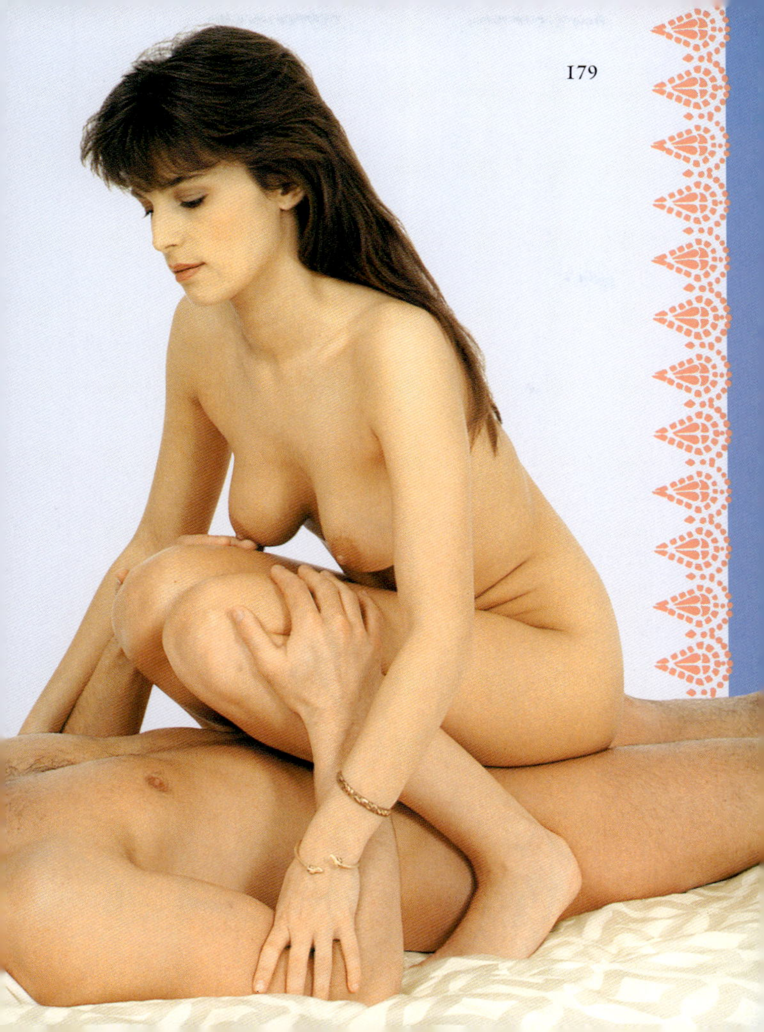

Das schwebende Erheben

» Für die Frau, ›deren Leidenschaft durch vorhergehende Kopulation nicht gestillt wurde‹, wird diese Position empfohlen. Die Frau sitzt mit gekreuzten Beinen auf den Schenkeln des Mannes, ›ergreift‹ dann seinen Penis und führt ihn ein. «

DIE FRAU KANN den Winkel des Penis so verändern, dass er ihr die gewünschte Stimulation beschert; vor allem kann sie dafür sorgen, dass der G-Punkt einbezogen wird. Außerdem kann sie so ihre Klitoris stimulieren.

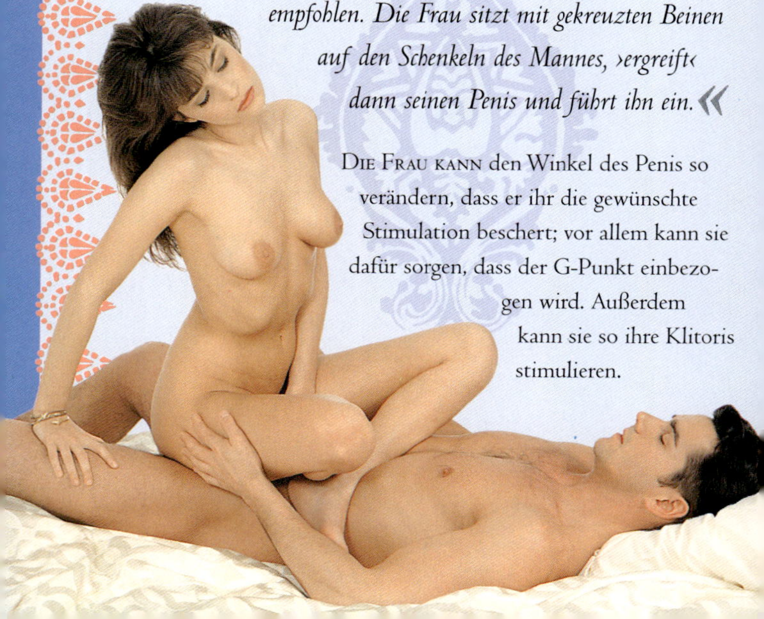

Die umgekehrte Umarmung

»Der Mann liegt auf dem Rücken. Die Frau liegt auf ihm, führt seinen Penis ein und bewegt ihre Hüften.«

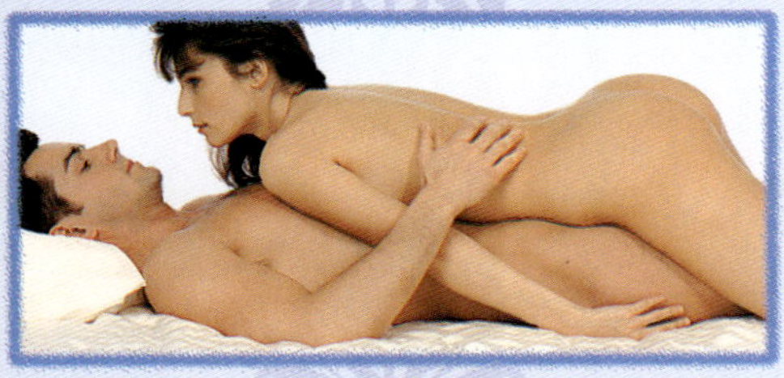

WIE DIE ANDERE hier gezeigte Stellung, bei der die Frau oben liegt, hat sie auch in der umgekehrten Umarmung Kontrolle über die Bewegungen des Liebesakts. Das dadurch gewonnene Machtgefühl kann ihre Erregung steigern – ebenso lässt sich die Lust des Mannes steigern, wenn er keine Angst hat, auf seine Überlegenheit zu verzichten.

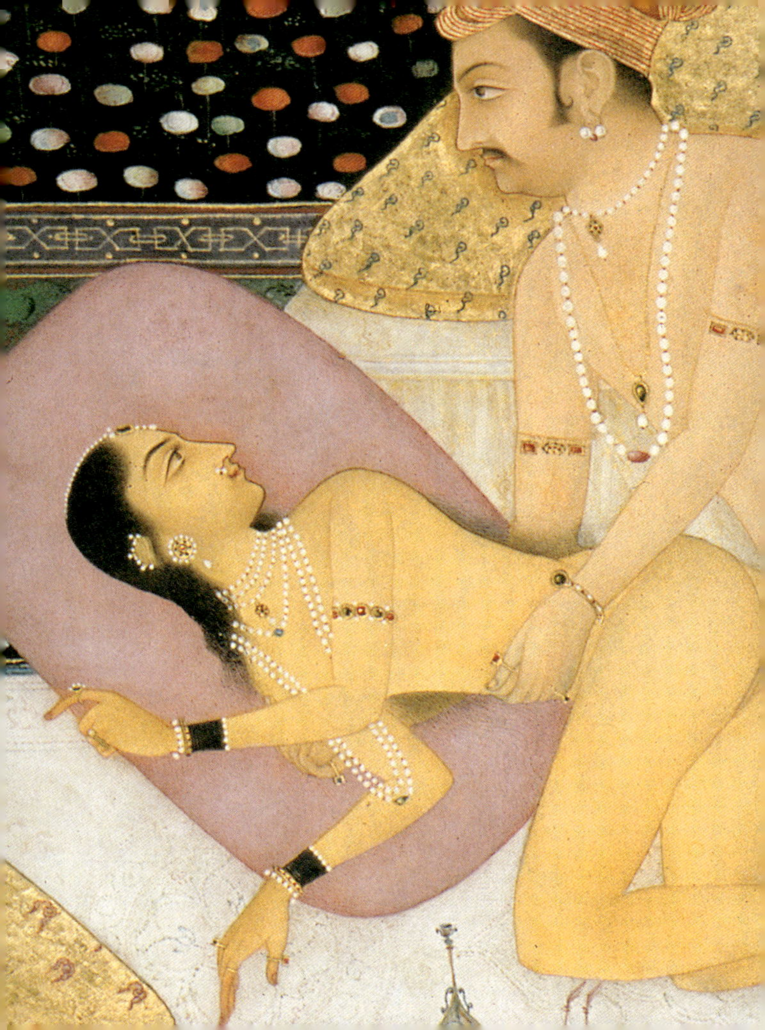

Duftender-Garten-Stellungen

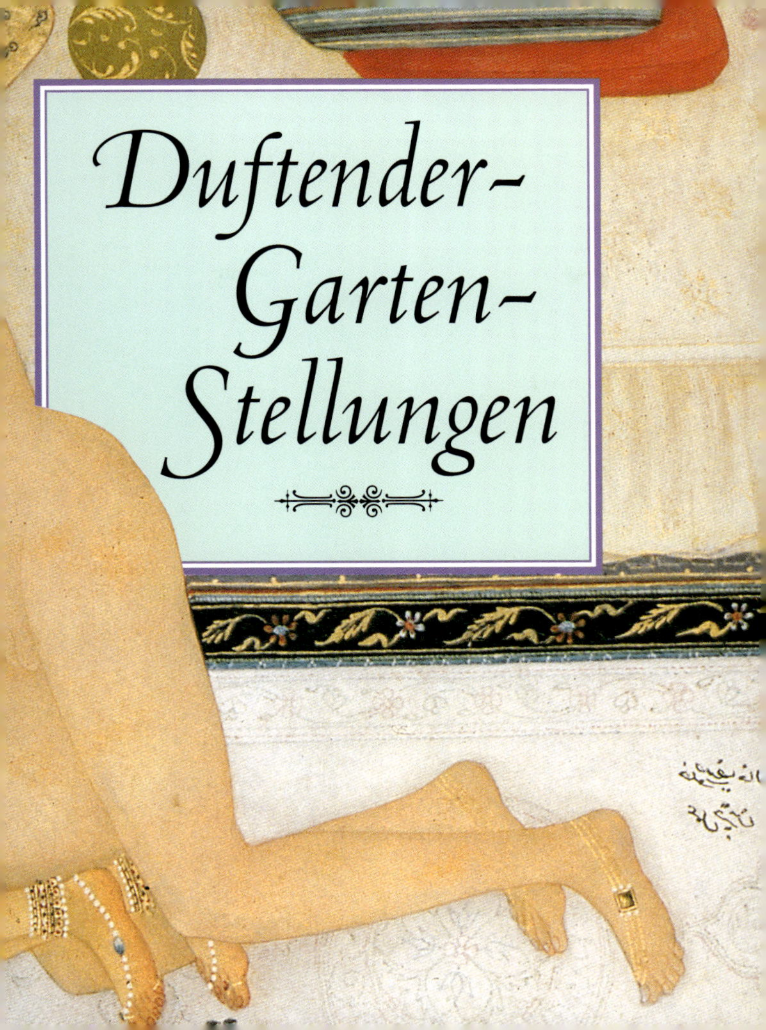

Duftende Liebe

Der *Duftende Garten* des Scheichs Nefzawi wäre in seiner Entstehungszeit, der von Männern dominierten nordafrikanischen Kultur des späten 15. Jahrhunderts, vor Frauen versteckt worden – es war ein Handbuch mit praktischen Ratschlägen, die sie nichts angingen. Es enthielt eine Vielzahl von Anweisungen für all das, was ein Mann mit seiner Frau oder Geliebten anstellen kann, befasste sich aber kaum mit deren Erfahrungswelt. Auch wenn *Der Duftende Garten* überholt und vielleicht sogar fremdartig anmutet, trifft er doch den Kern der Sache und erklärt zahlreiche Stellungen und Techniken, mit welchen Männer wie Frauen den Liebesakt intensiver erleben können. Immer mehr Frauen befreien sich von überkommenen sexuellen Rollen, die sie traditionell zu reinen Objekten männlicher

Begierde machen, und suchen selbst nach Wegen, ihre eigene sexuelle Lust zu steigern. Sie streben vor allem danach, die passive Rolle abzulegen und zusammen mit ihren Partnern frei zu entscheiden, was sie vom Sex erwarten. Die Stellungen auf den folgenden Seiten könnten ihnen bei dieser Suche helfen.

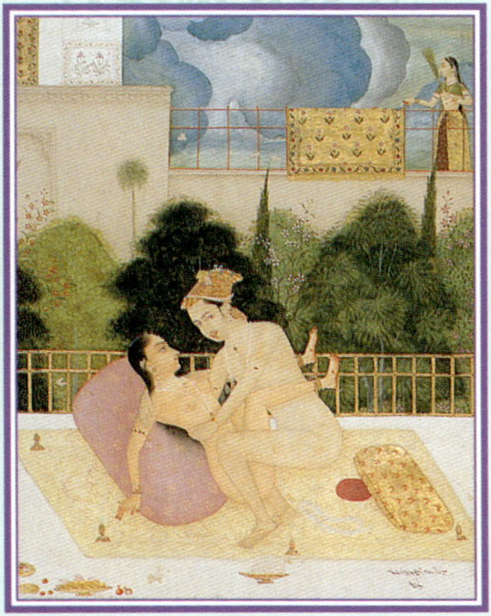

Erste Position

» Die erste Position, eine einfache Stellung mit dem Mann oben, eignet sich besonders für den Mann mit langem Penis, denn so hat er Kontrolle darüber, wie tief er in seine Partnerin eindringt. «

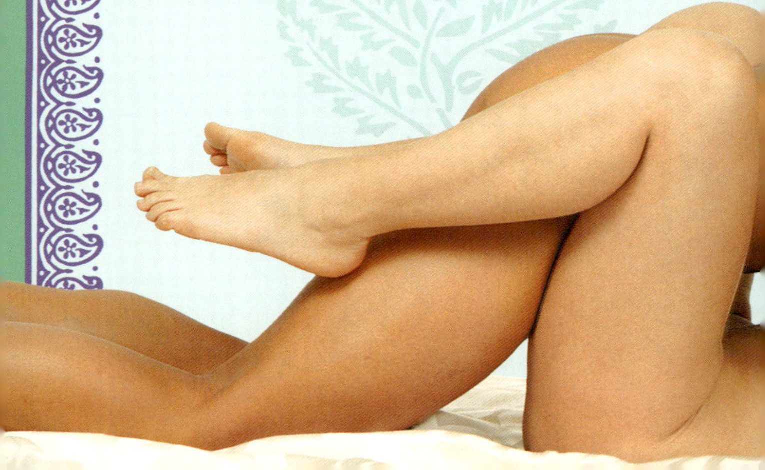

IM *DUFTENDEN GARTEN* MACHT Scheich Nefzawi vernünftigerweise Zugeständnisse an die körperlichen Unterschiede zwischen Männern und Frauen. Hier ist zum Beispiel eine klassische Stellung, in der ein Mann mit langem Penis seine Stöße so regulieren kann, dass er seiner Partnerin nicht wehtut, wenn beide sehr unterschiedlich gebaut sind.

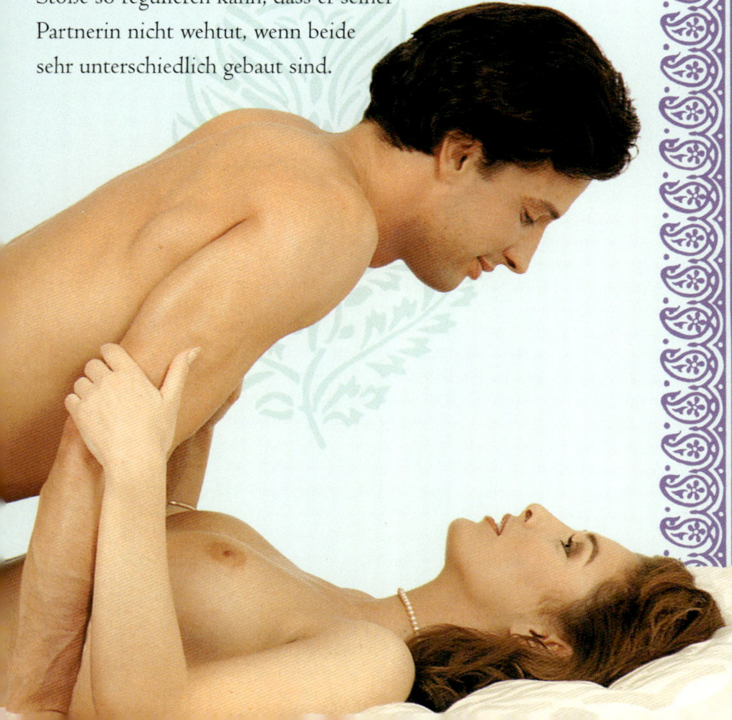

Zweite Position

» Von einer bequemen Stellung für die Frau kann hier nicht die Rede sein, sie empfiehlt sich aber für den Mann mit sehr kurzem Penis. «

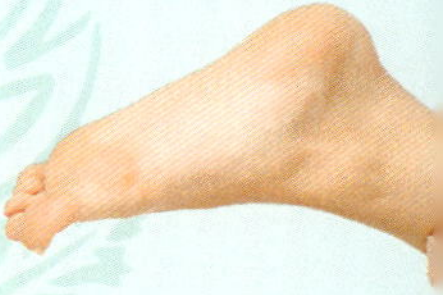

NICHT WENIGE MÄNNER schämen sich, weil sie einen kurzen Penis haben, und viele Firmen machen ein Vermögen mit Versprechungen, den »kleinen Mann« zu verlängern oder zu vergrößern. Die zweite Position ist eine sehr praktikable Methode des Geschlechtsverkehrs für nicht so üppig bestückte Männer, ich fürchte aber, dass sie den meisten Frauen zu schwierig oder zu unbequem ist. In diesem Fall sollte sich das Paar Alternativen zum Liebesakt überlegen, die für beide Partner befriedigend sind. Dazu gehören Masturbation, gegenseitige Masturbation, oraler Sex und die Verwendung von Hilfsmitteln.

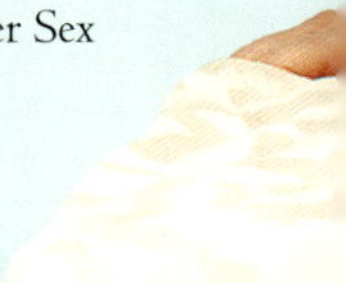

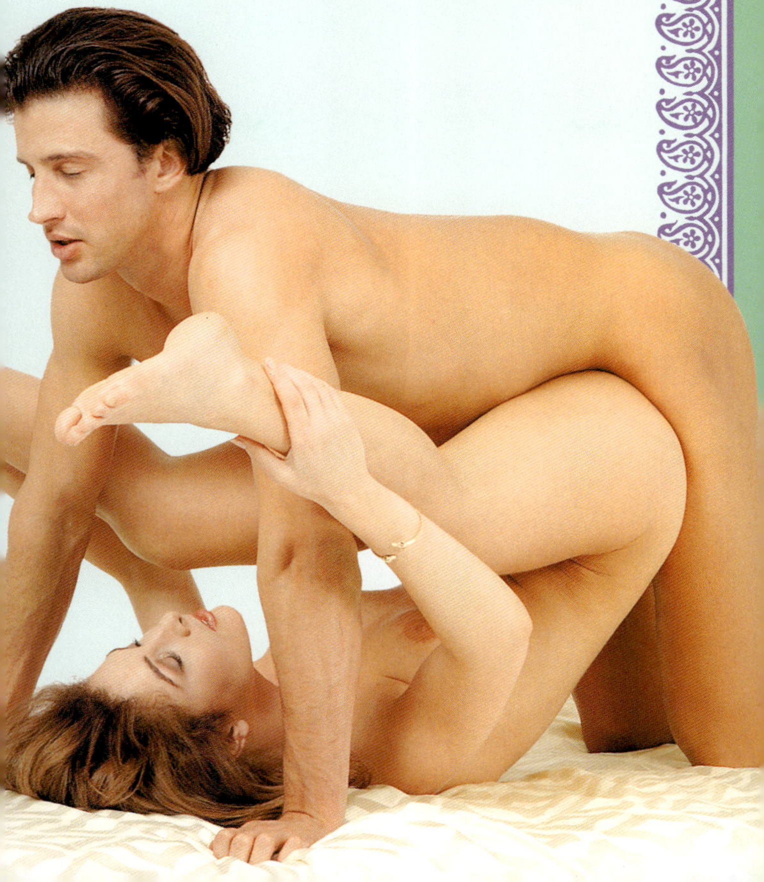

Dritte Position

» *Eine ausgezeichnete Stellung, wenn man ein wirklich tiefes Eindringen möchte; sie gleicht der gähnenden Stellung des* Kamasutra. «

DIESE POSITION GESTATTET zwar ein extrem tiefes Eindringen, ich kann sie aber nur empfehlen, wenn die Frau hochgradig erregt ist und ihre Scheide wirklich zu tiefer Penetration bereit ist. Bei sexueller Erregung dehnt sich das Scheidengewölbe aus und der obere Teil vergrößert sich so, dass er den tief zustoßenden Penis aufnehmen kann.

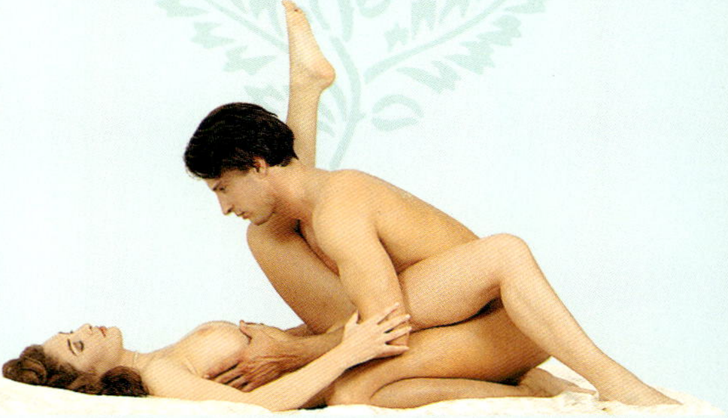

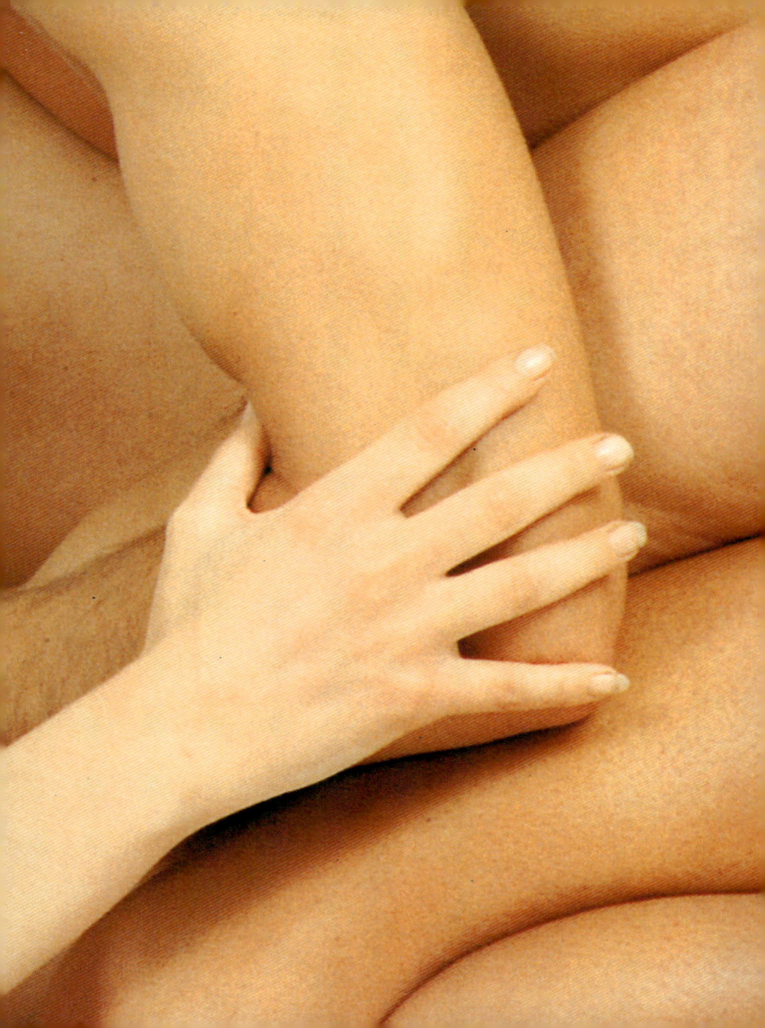

Vierte Position

» Verändert man den Winkel, in dem der Mann in seine Partnerin eindringt, erleben beide häufig eine Vielzahl neuer Empfindungen. In der vierten Position, bei der der Mann vor dem Eindringen beide Beine seiner Partnerin über seine Schultern legt, kann das Paar herausfinden, in welchem Winkel es das Eindringen am lustvollsten empfindet. «

EIN UNERFAHRENER LIEBHABER kann sich und seiner Partnerin unabsichtlich wehtun, wenn er im falschen Winkel in sie einzudringen versucht. Hebt er jedoch vor der Penetration ihren Körper leicht an, kann er kaum Schaden anrichten. Es kann natürlich nicht schaden, wenn er sie lange vor Beginn des Geschlechtsverkehrs küsst, umarmt, streichelt und liebkost, damit sie ausreichend erregt ist und ihre Scheide feucht wird.

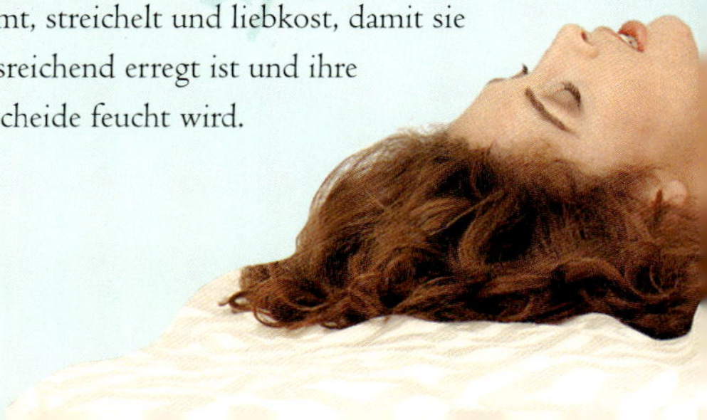

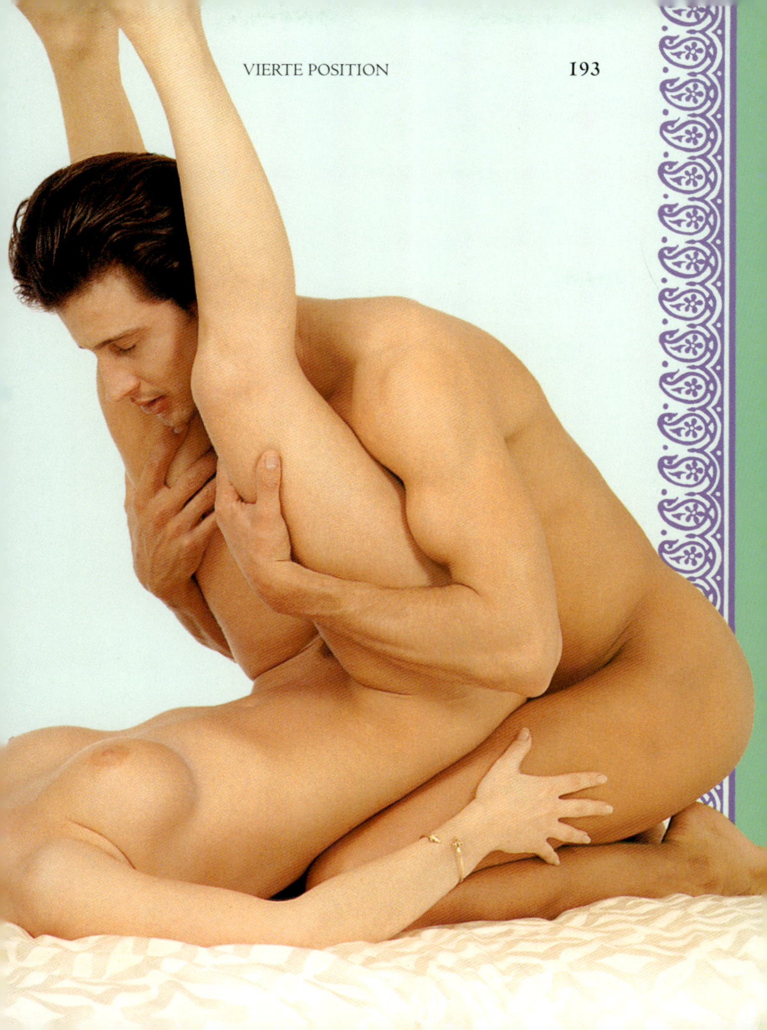

Fünfte Position

»In dieser einfachsten seitlichen Stellung liegen die Partner mit ausgestreckten Beinen und die Frau hebt das oben liegende Bein an, damit der Mann in sie eindringen kann.«

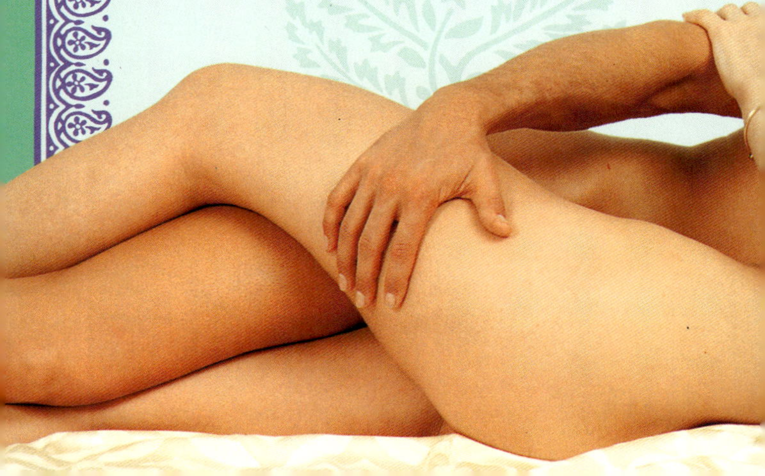

LIEBESSTELLUNGEN WIE DIESE, in denen Mann und Frau einander Seite an Seite gegenüberliegen, sind besonders geeignet, tiefe Gefühle liebevoller Zärtlichkeit zu wecken. Solche Stellungen ermöglichen einen engen Blickkontakt, Küsse und Hautkontakt und steigern das liebevolle Gefühl, das zu gutem Sex dazugehört.

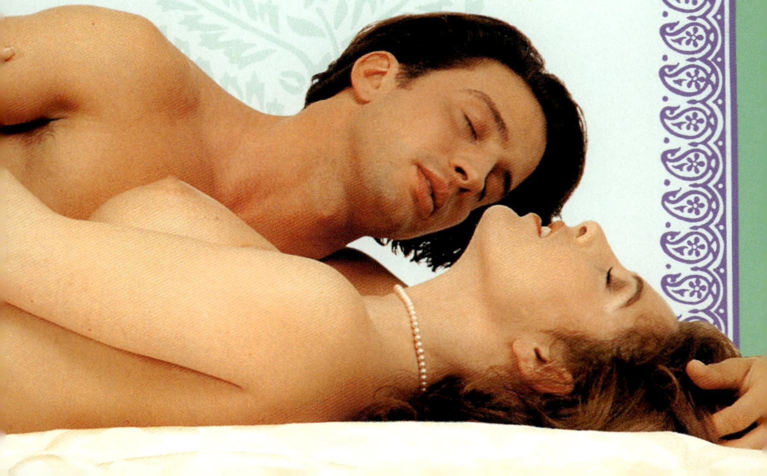

Liebestechniken

Der Eimer im Brunnen

»Nach dem Eindringen halten sich Mann und Frau eng umschlungen. Dann stößt er zu und zieht sich etwas zurück; die Frau stößt ihrerseits zu und zieht sich ebenfalls zurück. Diese Bewegungen machen sie immer abwechselnd, im richtigen Rhythmus. Sie legen Fuß gegen Fuß und Hand gegen Hand und bewegen sich wie ein Eimer im Brunnen.«

Der Doppelschock

»Nach dem Eindringen ziehen sich beide zurück, ohne aber das Glied völlig herauszuziehen. Dann stoßen beide fest zusammen und machen rhythmisch immer so weiter.«

Die Annäherung

»Der Mann bewegt sich wie üblich und hält dann inne. Dann beginnt die Frau, mit dem Glied in ihrem Gefäß, sich wie der Mann zu bewegen, und hält ihrerseits inne.«

Der Liebesschneider

»Der Mann vollführt bei nur teilweise eingedrungenem Glied eine Art rascher Reibung mit der Spitze, dann stößt er plötzlich das Glied bis zur Wurzel hinein.«

Der Zahnstocher in der Vulva

»Der Mann führt sein Glied zwischen die Wände der Vulva ein und fährt dann damit auf und ab, nach rechts und links. Das gelingt nur einem Mann mit kraftvollem Glied.«

Die eingepackte Liebe

»Der Mann führt sein Glied ganz in die Scheide ein. Er muss sich nun kräftig bewegen, ohne sein Werkzeug im Geringsten zurückzuziehen.«

Denken Sie stets daran, Ihrem Partner niemals wehzutun – Scheide und Penis sind sehr anfällig für Verletzungen. Gehen Sie es langsam an und seien Sie bei Techniken wie dem »Zahnstocher« besonders vorsichtig.

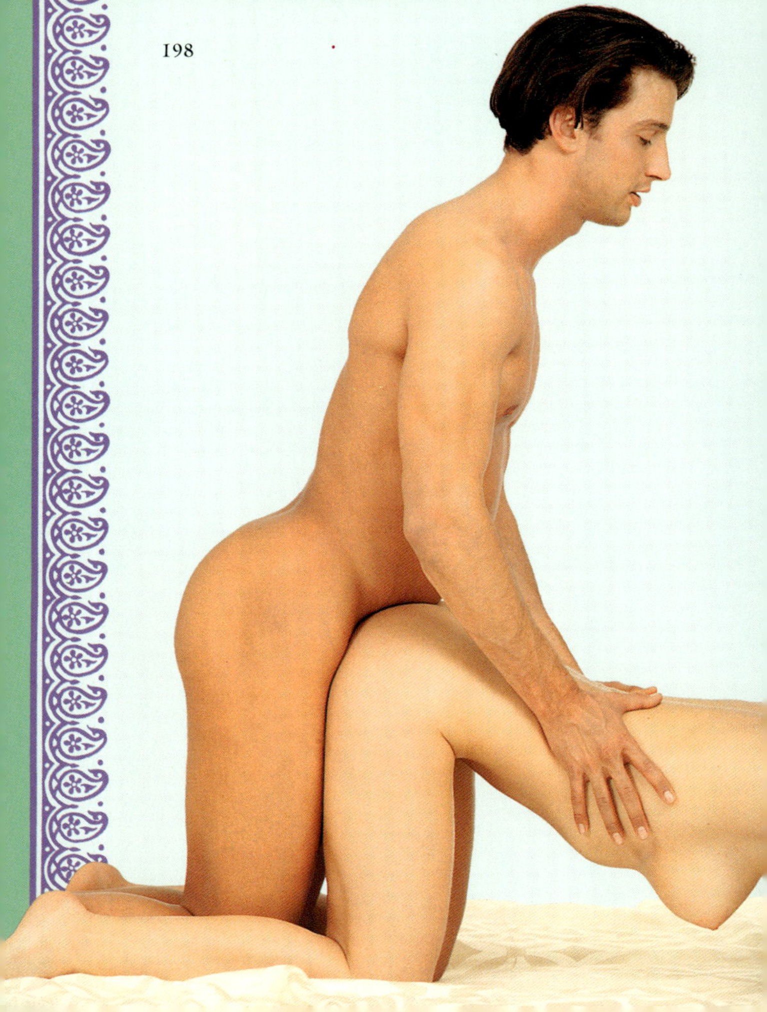

Sechste Position

»Da der Mann beim Eindringen in die Frau kniet, hat er die Hände frei, um ihren Rücken und ihre Brüste zu streicheln und ihre Klitoris zu stimulieren. Er kann auch ihre Taille umfassen und seine Partnerin auf seinem Glied hin und her schieben.«

ICH FINDE, DIESE KLASSISCHE Stellung des Eindringens von hinten strahlt eine gewaltige, primitive Erotik aus. Wenn wir irgendwann während der Evolution tatsächlich den Affen ähnlich waren, hätten wir auf diese Art kopuliert. Anthropologen vertreten die Ansicht, dass das Gesäß starke sexuelle Signale aussendet, und es wird vermutet, dass die Brüste des weiblichen Menschen sich im Vergleich zu anderen Primaten nur deshalb so stark entwickelt haben, um den Anblick des Gesäßes zu imitieren.

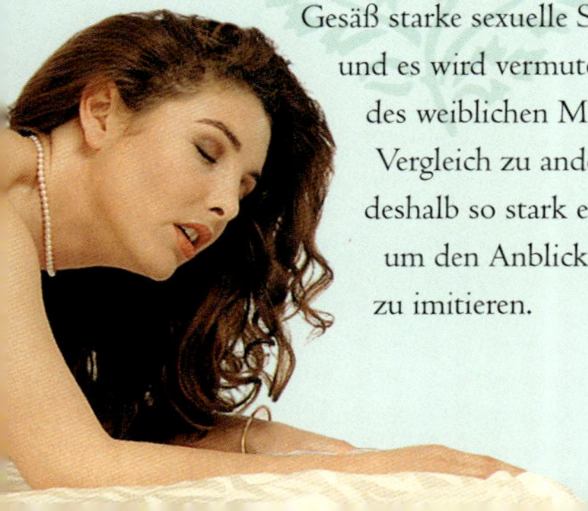

Siebte Position

» Bei dieser Stellung sollte die Frau auf der Seite liegen; der Mann kniet und hebt eines ihrer Beine auf seine Schulter. Liegt sie auf dem Rücken, ist die Stellung nicht ganz so schwierig. «

OB DIE FRAU NUN auf der Seite oder auf dem Rücken liegt, diese Stellung ist etwas für Akrobaten und nicht ernst zu nehmen. Sie könnten aber viel Spaß haben, wenn Sie sie in eine Zirkusphantasie einbauen.

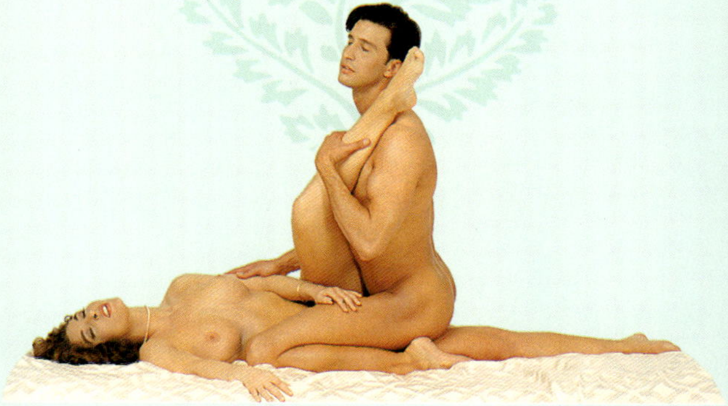

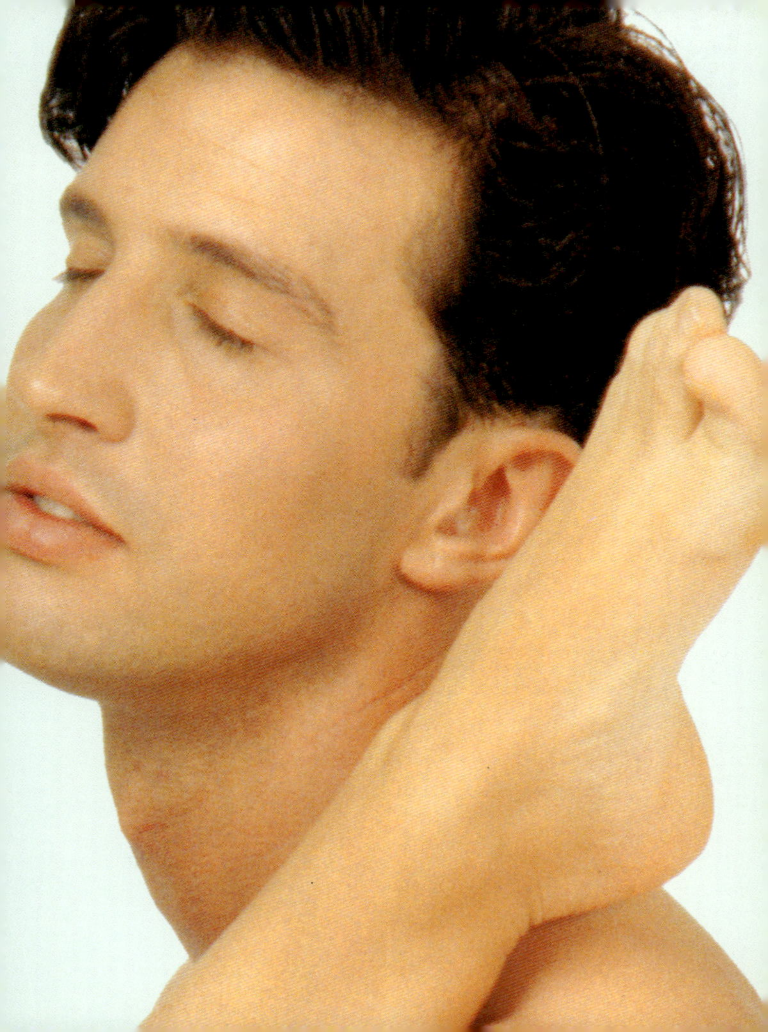

Achte Position

» Der Mann kann Winkel und Tiefe der Penetration variieren, indem er die Hüften seiner Partnerin in eine andere Lage bringt, und da er kniet, hat er die Hände frei, um ihren Körper zu liebkosen. Sie zieht die gekreuzten Beine vor dem Eindringen an oder schlägt die Unterschenkel so unter, dass er rittlings über ihr knien kann. «

BEIDE VARIANTEN DIESER STELLUNG mit gekreuzten Beinen haben ihre ganz speziellen Vorteile. Ich schlage vor, Sie versuchen die Version mit angezogenen Beinen, wenn Sie ein tiefes Eindringen und eine Stimulation des G-Punkts wünschen, und zur Stimulation der Klitoris die Version mit untergeschlagenen Beinen.

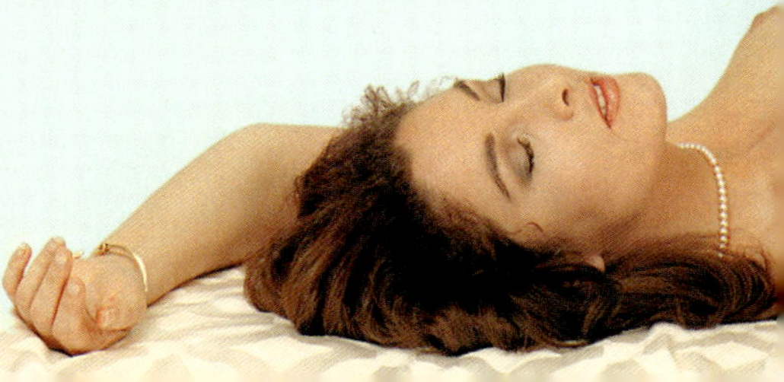

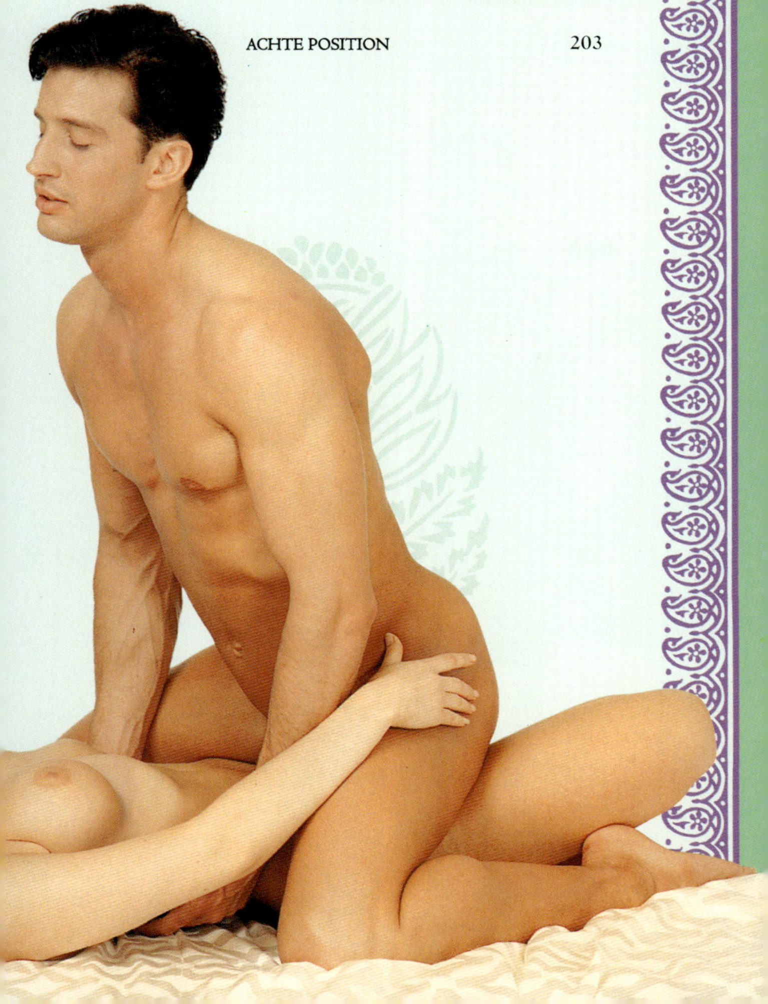

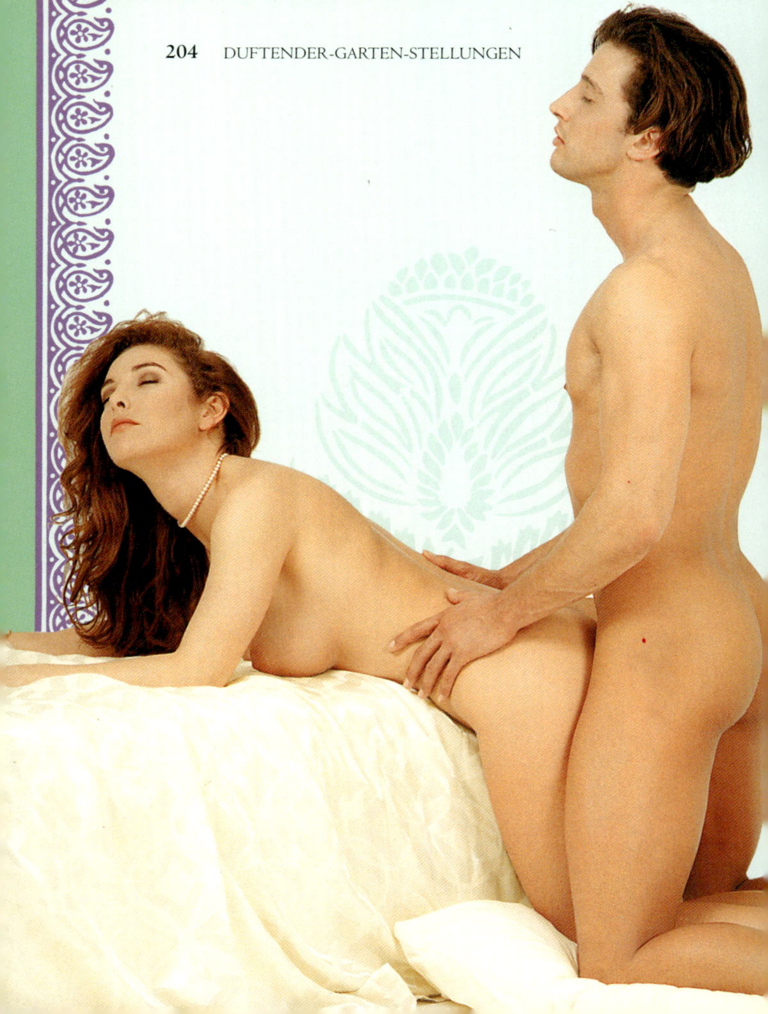

Neunte Position

» Diese hoch erotische Position ruft die unterschiedlichsten Empfindungen hervor, da es davon drei Varianten gibt – zwei von hinten und eine von Angesicht zu Angesicht – und sie sich für den Liebesakt im bekleideten oder nackten Zustand eignet. Beim Eindringen von hinten liegt die Frau entweder mit dem Gesicht nach unten und den Knien auf dem Boden auf dem Bett oder sie steht und beugt sich nach vorn übers Bett. Beim Eindringen von vorn liegt sie auf dem Rücken auf dem Bett, die Füße auf dem Boden. «

HEUTE KOMMT DIESE STELLUNG am häufigsten in Phantasien (und in der Realität) vor, wenn es um Sex auf dem Küchen- oder Schreibtisch oder auf anderen unkonventionellen Gegenständen geht.

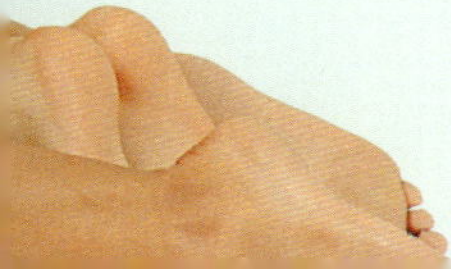

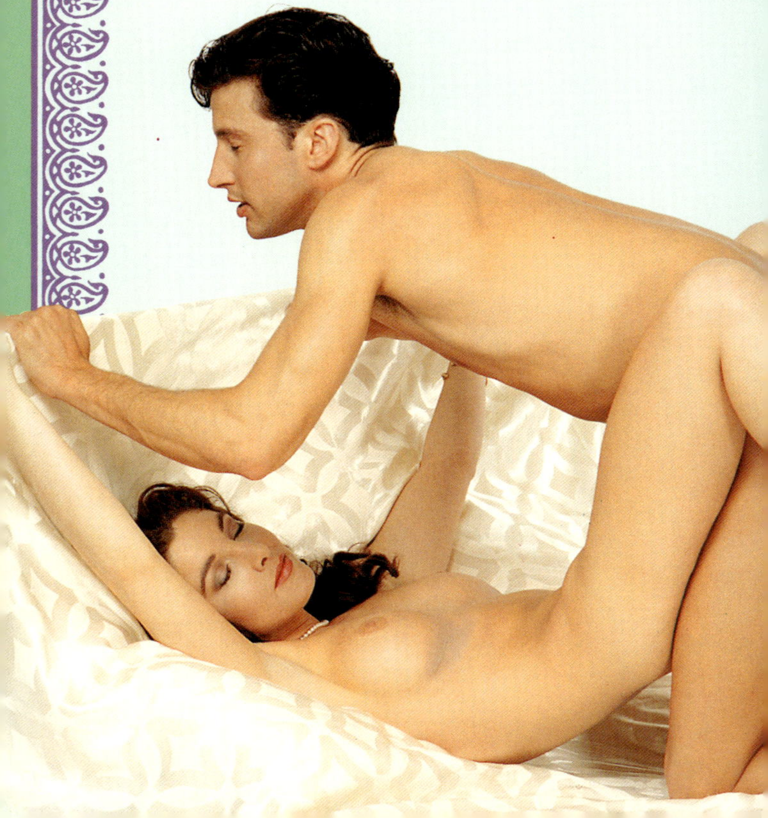

Zehnte Position

» Auch wenn es nicht so aussieht: In dieser Stellung gibt die Frau den Ton an – beide Partner sind in ihren Bewegungen eingeschränkt, aber sie übernimmt die Führung und er muss sich ihrem Rhythmus anpassen. Die Frau liegt mit ausgestreckten, gespreizten Beinen auf dem Bett und er kniet zwischen ihren Schenkeln. Wenn er sein Glied eingeführt hat, beugt sich der Mann vor und hält sich am Kopfteil des Bettes fest, und das Paar wiegt sich in Schaukelbewegungen vor und zurück. «

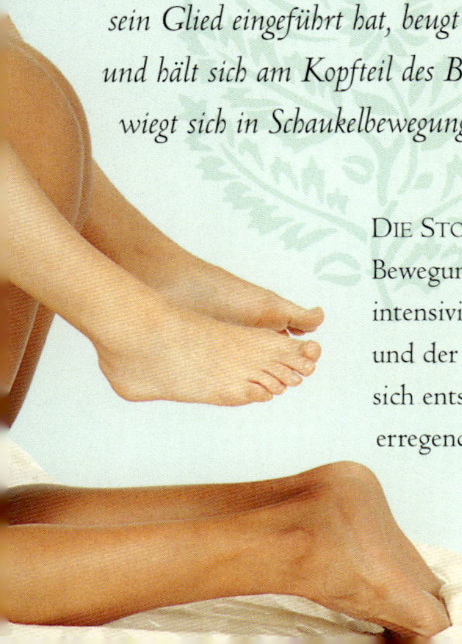

DIE STOSS- UND ZIEH-Bewegungen am Bett intensivieren die Empfindungen, und der Liebesakt gestaltet sich entschiedener und erregender.

Elfte Position

»Zwar kann die Frau in dieser Position nur eingeschränkt auf die Bewegungen ihres Partners reagieren, sie wird aber durch eine intensive Stimulation und tiefe Penetration entschädigt.«

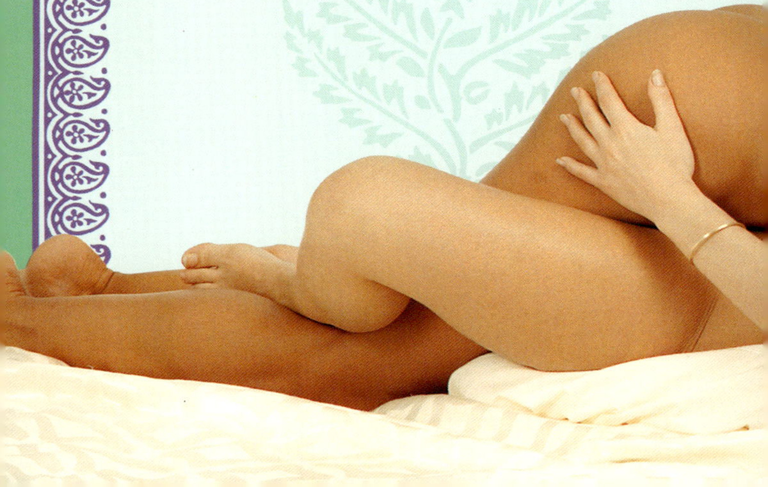

DIESE KLASSISCHE POSITION ermöglicht eine tiefe Penetration und eine gute klitorale Stimulation. Beim Geschlechtsverkehr werden die Schamlippen in rhythmischen Bewegungen über die Klitoris gezogen. Das erzeugt eine sanfte, erregende Reibung, die einen Orgasmus auslösen kann.

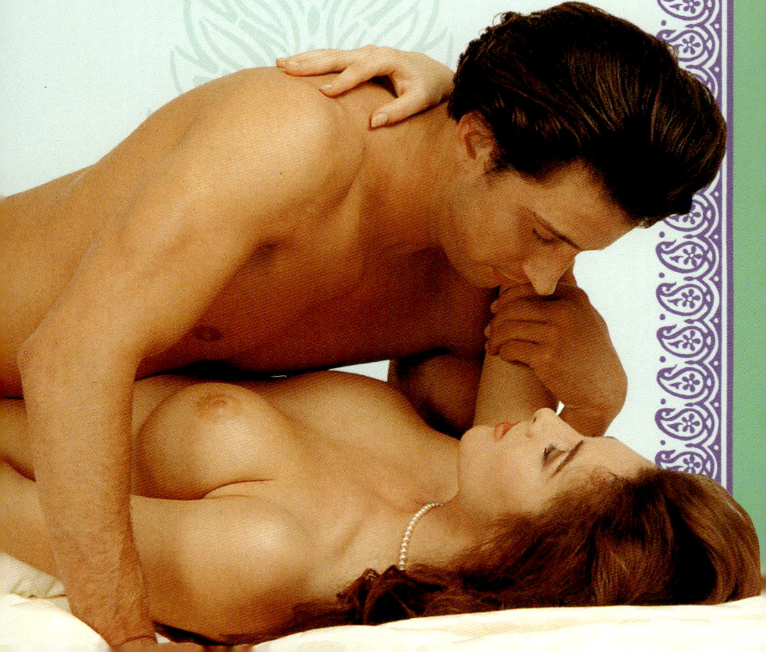

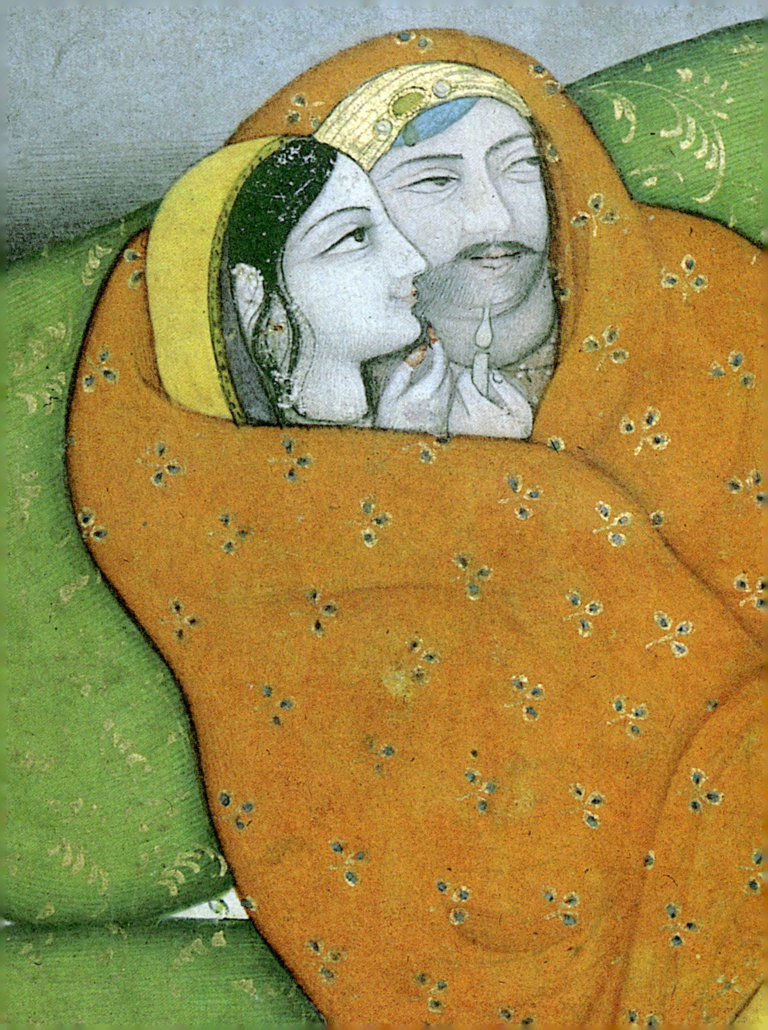

Vor und nach der Liebe

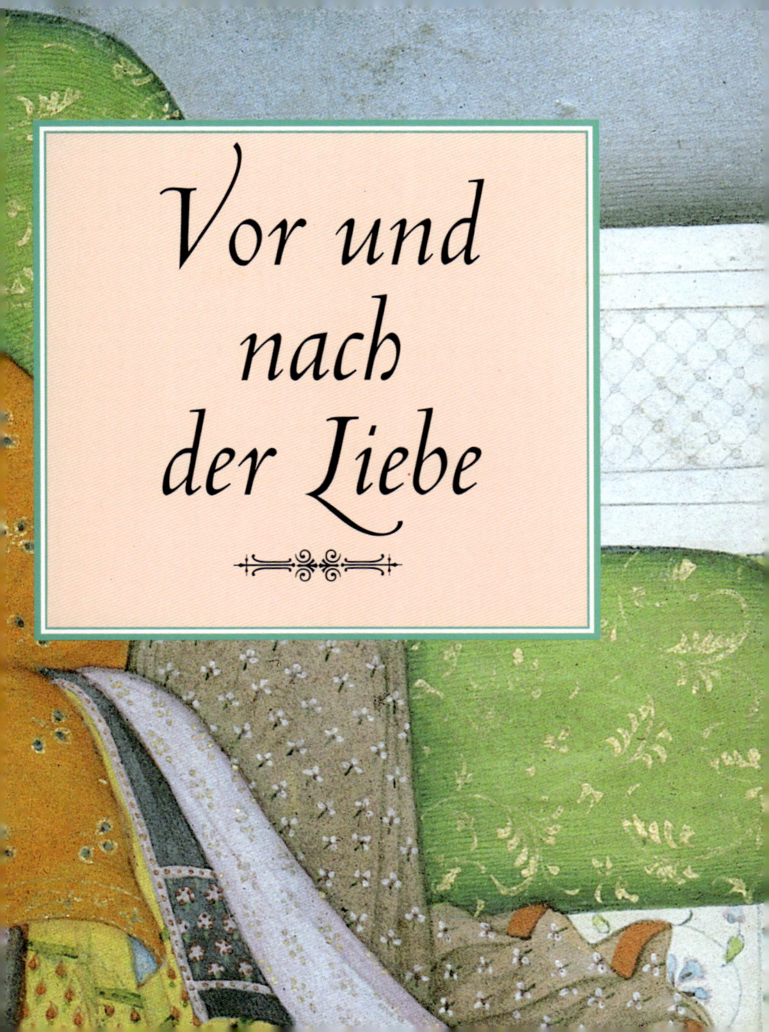

Nähe zum Partner

In alten wie in neuen Formen der Sexualtherapie besteht Einigkeit darüber, dass die rein physischen Aspekte der Sexualität allein nicht ausreichen, um zum höchsten Grad sexueller Ekstase zu gelangen. Beim tantrischen Sex spielt der Aufbau einer spirituellen Verbindung zwischen den Partnern eine ebenso wichtige Rolle wie der Liebesakt. Auch in modernen Therapieprogrammen bemüht man sich, zunächst Intimität und Empathie zwischen den Partnern herzustellen und erst dann zum Sex überzugehen. Mehr Nähe zum Partner ist das Ziel vor allem solcher Programme, in denen die nachlassende Lust nur durch Berührung zu neuem Leben erweckt werden soll.

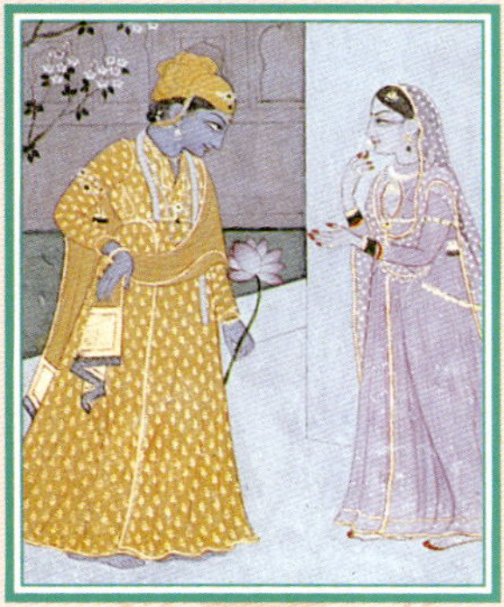

Auf den folgenden Seiten beschreibe ich ein auf einem tantrischen Modell basierendes Drei-Tage-Programm mit strengen Regeln zur sexuellen Enthaltsamkeit: Erst am Ende des dritten Tages kommt es zum Geschlechtsverkehr oder Orgasmus. Halten Sie sich zurück, denn dieses Sexverbot hat seinen Sinn – nach dem tantrischen Ideal zieht man den gesamten Geschlechtsakt in die Länge, um ihn dann umso stärker zu empfinden.

Zeit für Intimität

Viele Paare klagen, einem erfüllten Sexualleben stehe vor allem im Weg, dass nicht genügend Zeit und Raum für Intimität bleibe. Zwischen Kindern und Arbeit fehlt es oft an beidem. Zeit für sich selbst und den anderen zu gewinnen, ist ein wichtiger Schritt zur Rückeroberung des Sexuallebens, über den sich jedes Paar Gedanken machen sollte.

Wer sich an ein größeres Programm wie diese auf tantrischem Sex basierenden Übungen macht, muss schon einschneidendere Maßnahmen ergreifen. Sie müssen den Alltag hinter sich lassen und sich einen ruhigen, ungestörten und behaglichen Ort suchen: ruhig, damit Sie sich ganz auf die Übungen konzentrieren können, und ungestört, damit Sie ohne Ablenkungen oder Ängste Ihren Gefühlen freien Lauf lassen können. Nur so können Sie sich vom Banalen, Alltäglichen frei machen und sich auf sexuelle und spirituelle Fragen konzentrieren. Sie benötigen eine Umgebung, die Sie bei den Übungen unterstützt und die dem mentalen und spirituellen Kontakt mit Ihrem Partner förderlich ist.

Ideal für dieses Programm ist ein Ort auf dem Land – ein Ort, der durch eine schöne Umgebung zum Erlebnis beiträgt. Zu Beginn sollten Sie mit Ihrem Partner einen Spaziergang machen. Genießen Sie die Landschaft und die Ruhe, versuchen Sie, sich zu entspannen und den Alltag zu vergessen. Lassen Sie Ihre Sinne durch Bilder, Töne und Düfte erwecken. Versuchen Sie, nichts zu analysieren – genießen Sie einfach.

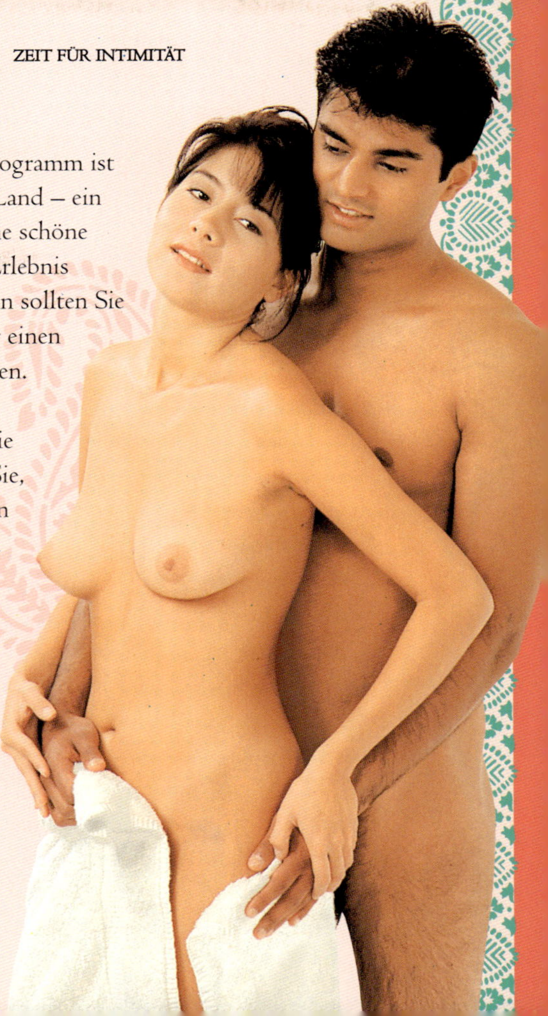

Stress abstreifen

Stress löst immer häufiger körperliche und seelische Erkrankungen aus, aber nur wenige Menschen sind sich bewusst, welche weit reichenden Konsequenzen er haben kann. Stress beeinflusst unter Umständen Ihre Beziehung und Ihren Sexualtrieb, ja sogar Ihre Erregungsfähigkeit und den Liebesakt selbst. Vor allem Frauen haben Schwierigkeiten, zum Orgasmus zu gelangen, wenn Sorgen und Ängste sie quälen. Viele Vorstufen zum Liebesspiel dienen dazu, den Körper zu entspannen und sich zu konzentrieren; sie helfen Paaren, völlig von ihren Alltagssorgen abzuschalten.

Wenn es Ihnen gelingen soll, sich bewusst mit Ihrem Partner zu vereinigen, müssen Sie alle ablenkenden Einflüsse ausschalten und Ihren Körper von allen störenden Verspannungen des Alltagslebens befreien.

Versuchen Sie, eine einfache Entspannungsübung in Ihr Drei-Tage-Programm aufzunehmen. Danach können Sie jederzeit auf diese Technik zurückgreifen, um wieder in die richtige Verfassung und Stimmung zu gelangen, falls Sie im Programm zu irgendeinem Zeitpunkt Anspannung oder Angst spüren.

Langsame Muskelentspannung

Suchen Sie sich einen ruhigen Ort, an dem Sie sich bequem ausstrecken können. Legen Sie sich auf den Rücken, die Arme an den Seiten, und schließen Sie die Augen. Zweck der Übung ist es, sich jeweils auf eine Muskelgruppe zu konzentrieren, sie zu spüren und dann zu entspannen. Beginnen Sie bei den Zehen (wackeln Sie zunächst damit, um sie zu spüren), machen Sie dann weiter mit der Fußsohle, dem Spann und dem Knöchel. Nun dasselbe mit dem anderen Fuß. Fahren Sie fort mit Wade, Schienbein, Oberschenkel usw. Wenn Sie bei der Brust angelangt sind, gehen Sie bei den Armen von den Fingern an aufwärts vor. Zum Schluss entspannen Sie jede Stelle Ihres Gesichts und versuchen dann, Ihre Kopfhaut zu spüren. Stellen Sie sich vor, wie sie sich entspannt.

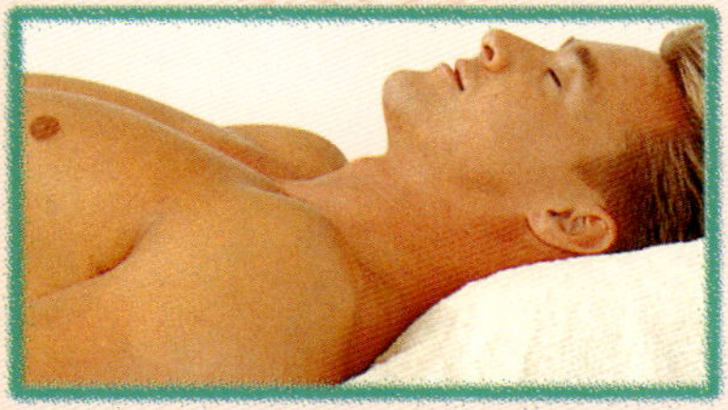

Drei-Tage-Programm: Erster Tag

Der erste Tag des Drei-Tage-Programms steht im Zeichen des Kennenlernens. Auch wenn Sie schon zehn Jahre zusammenleben – heute beginnen Sie, den Vorhang der Zurückgezogenheit aufzuziehen, den Sie instinktiv, aber unbewusst zwischen sich und Ihrem Partner gesetzt haben, und Sie wagen es, sich vorbehaltlos zu öffnen. Reden Sie miteinander und erinnern Sie sich, wie es war, als Sie einander kennen lernten. Denken Sie daran, wie schön Ihre Liebe anfangs war, welche Gefühle Sie zu Beginn Ihrer Beziehung füreinander hegten.

Wenn Sie mit Ihrem Partner über sich selbst und Ihre Beziehung reden, legen Sie jede Zurückhaltung ab. Sprechen Sie völlig offen über Ihre Gefühle. Scheuen Sie sich nicht, Emotionen zu zeigen: Halten Sie sich an den Händen, lachen und weinen Sie und reden Sie frei über Ihre Ängste, Phantasien, Hoffnungen und Hassgefühle. Sprechen Sie über alles und jedes – aber sagen Sie nichts, was Ihren Partner verletzen könnte.

Geben Sie einander reichlich Zeit zu reden und Meinungen, Gedanken, Hoffnungen und Ängste zu

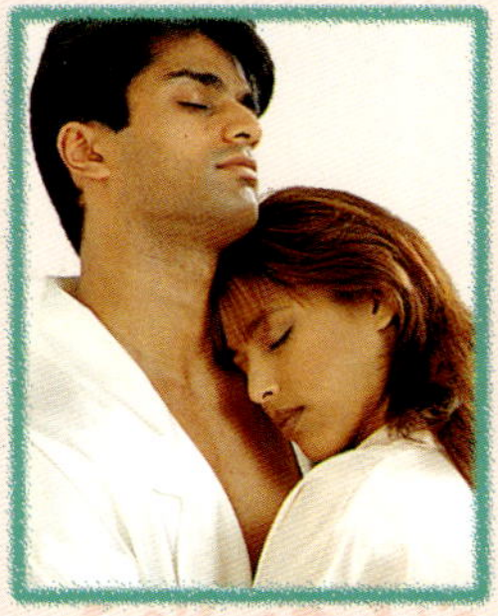

formulieren, und achten Sie während des Gesprächs genau auf das Gesagte. Zeigen Sie Ihrem Partner, dass Sie wirklich zuhören. Versuchen Sie, einander ein gutes Gefühl zu vermitteln.

Sie dürfen sich an den Händen halten oder Arm in Arm gehen, aber mehr Berührung ist heute nicht erlaubt. Küssen, Schmusen und Sex finden nicht statt. Am Abend sprechen Sie weiter miteinander. Tauschen Sie sich über diese Übung aus und reden Sie darüber, wie es ist, ohne Sex zusammen zu sein.

Wenn Sie am ersten Abend ins Bett gehen, küssen Sie sich, wenn es sein muss, aber nicht leidenschaftlich, und liebkosen Sie einander nicht. Schlafen Sie eng umschlungen, aber ohne Sex.

Drei-Tage-Programm: Zweiter Tag

Nachdem Sie gebadet und ein leichtes Frühstück eingenommen haben, sorgen Sie dafür, dass Sie nicht gestört werden. Setzen Sie sich nackt einander gegenüber, so nah, dass Sie sich leicht anfassen können. Beginnen Sie, einander so leicht und zärtlich wie möglich zu streicheln. Streicheln Sie den ganzen Körper mit Ausnahme der Brüste oder Genitalien.

Sie können dabei in starke Erregung geraten, so sehr, dass Sie zittern, stöhnen oder Ihnen der Schweiß ausbricht. Streicheln Sie einander möglichst eine halbe Stunde lang. Danach legen Sie sich auf den Rücken, Seite an Seite, und entspannen sich gemeinsam, bis die sexuelle Spannung nachlässt.

Wenn die sexuellen Empfindungen bei beiden abgeklungen sind, baden Sie getrennt in warmem Wasser. Denn setzen Sie sich einander wieder nackt gegenüber und führen die Streichelübung eine Viertelstunde fort.

Später nehmen Sie ein leichtes Mittagessen ein und machen einen Spaziergang. Halten Sie sich beim Gehen an den Händen; schweigen Sie, wenn Sie wollen, oder

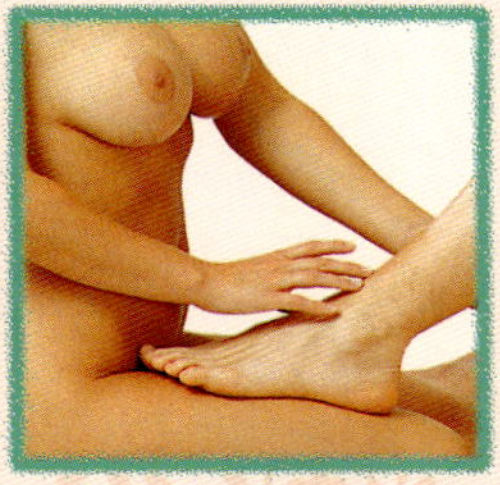

reden Sie über Ihre Gefühle. Wenn einer von Ihnen das Gefühl hat, die Übung sei sinnlos und es lohne sich nicht, damit weiterzumachen, versuchen Sie einfach, Ihre Gefühle momentan allein zu genießen, und konzentrieren Sie sich auf das, was Sie erreichen möchten.

Am Abend beginnen Sie wieder mit den Streichelübungen. Dieses Mal aber stellen Sie sich dabei vor, dass Sie selbst auf Ihrer Haut spüren, wie Sie Ihren Partner berühren.

Diese Übung soll Ihnen dabei helfen, mit Hilfe Ihrer Phantasie statt Ihrer eigenen die Gefühle Ihres Partners nachzuempfinden – ein Akt der Empathie. Versuchen Sie, diese Übung mindestens eine halbe Stunde durchzuhalten. Geben Sie auch an diesem Abend nicht dem Drang zum Sex nach und legen Sie sich schlafen wie am ersten Abend.

Drei-Tage-Programm: Dritter Tag

Beginnen Sie den dritten und letzten Tag des Programms mit Baden oder Duschen und einem leichten Frühstück. Sorgen Sie wie am zweiten Morgen dafür, dass Sie völlig ungestört sind, und machen Sie mit den empathischen Streichelübungen weiter.

Ziehen Sie sich aus und setzen Sie sich eng zusammen. Streicheln Sie einander wieder leicht und zärtlich. Dieses Mal streicheln Sie einander überall, einschließlich der Brüste, Schamlippen, Scheide, Penis und Hoden. Die Berührungen sollten so leicht sein, wie es Ihnen irgend möglich ist. Wie vorher versuchen Sie nicht zu reden, Sie dürfen aber stöhnen, keuchen oder aufschreien, wenn die Erregung zu heftig wird.

Empfinden Sie wie am vorigen Abend die Gefühle Ihres Partners nach, indem Sie sich vorzustellen versuchen, dass Sie Ihre Berührungen genauso spüren, wie der andere sie empfindet. Widmen Sie der Berührung von Brüsten und Genitalien besondere Aufmerksamkeit, denn diese waren bislang nicht in die empathischen Streichelübungen einbezogen. Machen Sie mit diesen

Liebkosungen etwa eine Stunde weiter und legen Sie vor dem nächsten Teil der Übungen eine Pause von fünf Minuten ein.

Nach der Pause legt sich der Mann flach auf den Rücken. Dann setzt sich seine Partnerin rittlings auf ihn und drückt ihre Scheide vorsichtig auf seinen erigierten Penis. Hat er noch keine Erektion, stimuliert er oder seine Partnerin ihn mit der Hand, bis er bereit ist.

Sobald sie seinen erigierten Penis in ihre Scheide eingeführt hat, bewegt sich keiner von beiden mehr. Sie sitzt einfach auf ihm, streckt sich dann aus, legt sich mit dem Gesicht nach unten auf ihn und behält seinen Penis in sich. Wenn sie diese Lage eingenommen hat, liegt sie einfach friedlich da, bis die Erektion des Mannes nachgelassen hat.

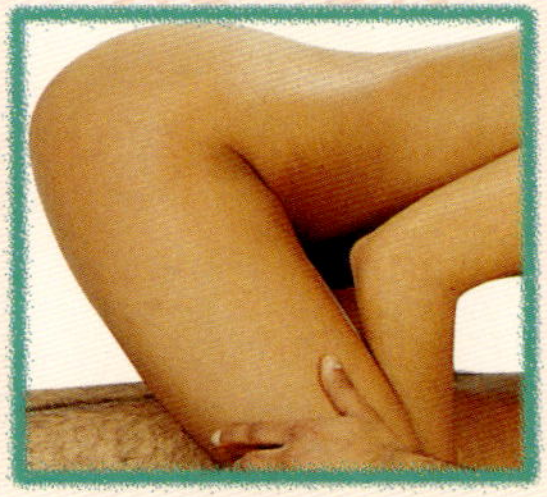

Drei-Tage-Programm: Übung am Abend

Bevor Sie zur Endphase des Drei-Tage-Programms schreiten, waschen Sie sich, ziehen sich an und gehen gemeinsam spazieren. Nutzen Sie den Nachmittag, um Ihre Gedanken und Gefühle über den bisherigen Verlauf des Programms auszutauschen.

Am Abend machen Sie etwa eine Stunde lang wiederum die Streichel- und Penetrationsübung. Konzentrieren Sie sich auf die empathischen Eigenschaften Ihrer Berührungen, bis Sie das Gefühl haben, dass Ihre Identität quasi mit der Ihres Partners verschmolzen ist. Nun sind Sie bereit, das Programm mit uneingeschränktem Geschlechtsverkehr abzuschließen.

Bemühen Sie sich um einen langen, langsamen Liebesakt, bei dem sich der Mann zurückhält, bis seine Partnerin zum Orgasmus gekommen ist. Sie können sogar versuchen, mit Hilfe spezieller tantrischer Techniken zum simultanen Orgasmus zu kommen.

Tantrische Liebkosungen sind eine fernöstliche Version der »Plateauphase« von Masters und Johnson, jedoch mit einem interessanten und wesentlichen

Unterschied. Die erste Hälfte der Übung folgt ebenfalls dem Prinzip »Berührung als Lustgewinn«, die zweite aber geht tiefer; sie berührt nicht nur den Körper, sondern auch die Seele.

Zweierlei Empfindungen spielen dabei eine Rolle. Die erste ist Ihre eigene – das, was Sie fühlen, wenn Sie Ihren Partner berühren. Bei der zweiten geht es darum, Empathie zu entwickeln – Sie stimmen sich durch Ihre Fingerspitzen buchstäblich darauf ein, was Ihr Partner spürt, wenn Sie ihn berühren.

Wenn Sie in diesem kleinen Rahmen lernen, Ihr Partner zu »sein«, lernen Sie gleichzeitig eine wichtige Lektion fürs Leben. Männer oder Frauen, die sich auf einen Partner einstimmen und seine Gedanken »lesen« können, werden stets als außergewöhnlich liebevolle und fürsorgliche Menschen geschätzt.

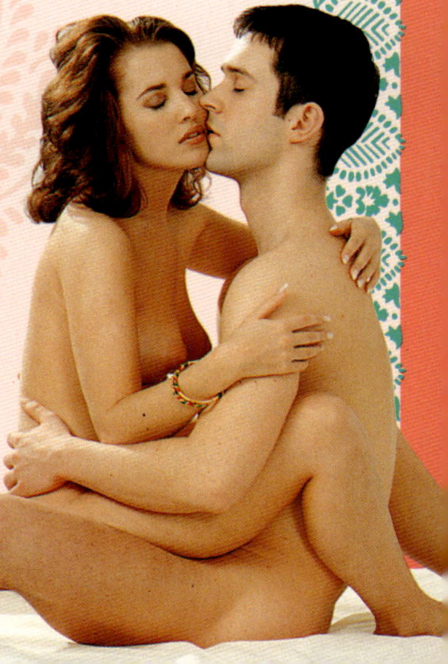

Stille Kontemplation

Unser Leben im 21. Jahrhundert hat ein solches Tempo angenommen, dass wir völlig vergessen haben, welche Wohltat für die Seele in ruhigen Momenten der Kontemplation liegt. Die Fähigkeit, das »Hier und Jetzt« zu genießen, statt immer nur nach vorn zu schauen, scheint uns mehr und mehr abhanden zu kommen. Wenn wir nicht genießen können, was JETZT geschieht, hat alles andere wenig Sinn. Liebe und Sex bilden keine Ausnahme von dieser Grundregel menschlicher Existenz.

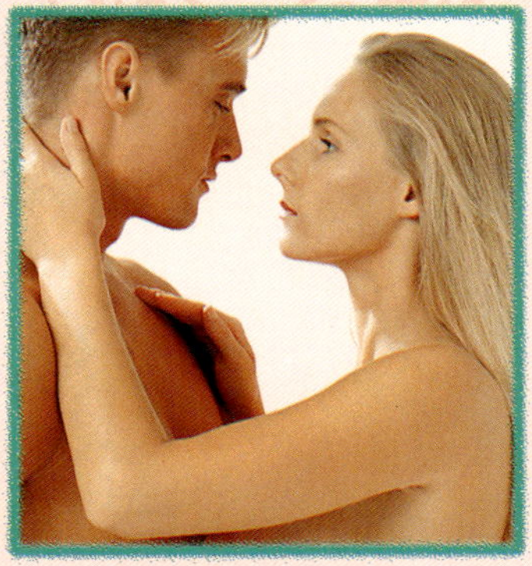

Die Forderung, sich Zeit zum Nachdenken zu nehmen, klingt fast etwas einfältig. Viele werden Nachdenken oder Selbstanalyse für Ichbezogenheit halten. Ohne Nachdenken aber, ohne zu überlegen, wer wir sind und wo wir stehen, laufen wir blind durchs Leben. Als das *Kamasutra* geschrieben wurde, verbrachten Männer und Frauen regelmäßig Zeit bei einem kurzen, aber ruhigen »puja« – einer Art Gebet. Viele Männer und Frauen im Orient machen das sogar heute noch.

Tägliches Ritual

Statt alle Aspekte der Liebe unreflektiert anzunehmen, sollten Sie täglich fünf Minuten über einen kleinen Teilaspekt der Sexualität nachdenken. Machen Sie aus dieser Betrachtung ein kleines Ritual. Ziehen Sie sich in einen ruhigen Raum zurück, wo Sie vor Unterbrechungen sicher sind. Suchen Sie sich einen Gegenstand im Raum, den Sie gern ansehen. Vielleicht ist dies ein Bild, ein Porzellangegenstand – oder sogar Ihr eigenes Spiegelbild. Setzen Sie sich ruhig davor. Entspannen Sie Ihre Schultern, Ihren Körper. Entspannen Sie Ihre Seele. Nun nehmen Sie sich einen kleinen Satz über Liebe oder Sex vor.

Sie sollen lediglich über die Bedeutung des Satzes nachdenken: Was will er sagen? Welche Relevanz hat er für Sie? Halten Sie ihn für richtig? Oder falsch? Wenn Sie ihn für richtig halten, wie können Sie diese Idee nutzen?

Hier sind ein paar Aussagen aus Sir Richard Burtons Version des *Kamasutra,* die ich Ihnen als Stoff zum Nachdenken anbiete. Suchen Sie sich die schönste aus.

»Männer und Frauen haben ein unterschiedliches Bewusstsein von Lust. Der Mann denkt: ›Diese Frau ist mit mir vereinigt‹, und die Frau denkt: ›Ich bin mit diesem Mann vereinigt.‹«

»Die Leidenschaft der Frau zeigt sich in ihren Bewegungen beim Sex. Zu Beginn der Vereinigung ist ihre Leidenschaft mittelgroß, nimmt aber nach und nach zu, bis sie nicht mehr an ihren Körper denkt.«

»Für den Hindu gehört Sex zur Religion, so wie Keuschheit zum Christentum gehört. Für den Hindu ist sexuelle Erfüllung nicht bloße Sinnlichkeit, sondern ein religiöser Akt.«

»Eine Frau darf sich nie ein Vergnügen mit ihrem Mann gestatten, wenn sie nicht in der Lage ist, zunächst seine Begierde danach zu wecken.«

»Liebe ist der schöpferische Atem Gottes.«

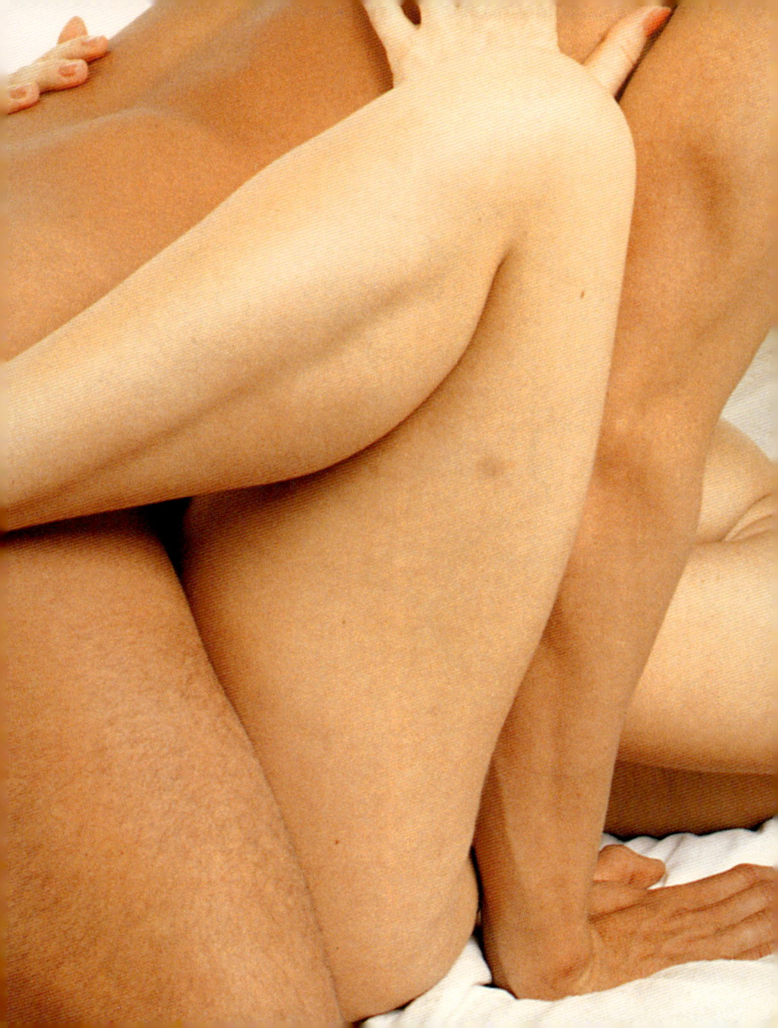

Safer Sex

Zwar gab es schon sexuell übertragbare Krankheiten, als das *Kamasutra* geschrieben wurde, Vatsyayana geht jedoch nicht darauf ein. Die Menschen haben sich immer bemüht, solche Infektionen zu vermeiden, die Praxis des »Safer Sex« ist aber ein ganz neues Phänomen. Diese Änderung des Sexualverhaltens ist eine Folge der dramatischen Ausbreitung von AIDS. Unter Safer Sex versteht man alle sexuellen Praktiken, die das Risiko einer Infektion mit dem AIDS-Auslöser HIV stark verringern.

Beim Safer Sex wird der Austausch von Körperflüssigkeiten vermieden, die häufigste Ursache für die Weitergabe des Virus. Das Risiko, beim Geschlechtsverkehr eine HIV-Infektion zu übertragen, lässt sich am effektivsten durch die Verwendung von Kondomen verringern.

Risiko verringern

Bei Partnern, die einander völlig vertrauen und die sexuelle Vorgeschichte des anderen so gut kennen, dass sie eine HIV-Infektion mit ziemlicher Sicherheit ausschließen können, spielt Safer Sex keine Rolle. Mit neuen Partnern sollte man aber stets Safer Sex praktizieren. Durch Bluttests lässt sich feststellen, ob mit einer Ansteckung zu rechnen ist.

Sex ohne Penetration

Sensible Liebhaber wissen, dass es beim Sex nicht jedes Mal zur Penetration kommen muss. Trockene Küsse, Umarmungen, Streicheln und Massage erzeugen Nähe und bieten ein minimales Risiko für HIV-Infektionen. Auch gegenseitige Masturbation ist möglich. Sicherheitshalber sollten die Partner jedoch den Kontakt von Samen oder Scheidensekret mit Fingern

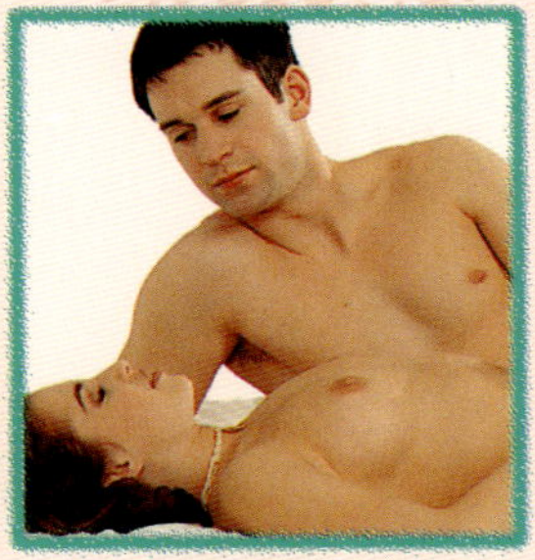

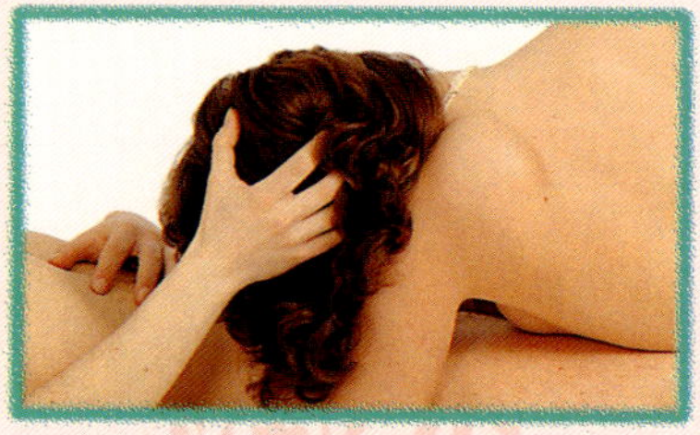

oder Händen meiden, falls diese Hautabschürfungen oder offene Wunden aufweisen.

Oraler Sex ist äußerst riskant, vor allem, wenn man die dabei entstehenden Körperflüssigkeiten schluckt. Bei der Fellatio gewähren Kondome, beim Cunnilingus die so genannten Kondome für Frauen einen gewissen Schutz, völlig sicher sind diese Methoden jedoch nicht.

Wenn Männer und Frauen, die eine Ansteckungsgefahr befürchten müssen, auch sexuelle Praktiken ohne Penetration als wichtigen Bestandteil ihrer Beziehung akzeptieren, werden sie immer weniger auf koitalen Sex bauen.

HIV und die Entwicklung von Aids

Gelangt das HIV-Virus in die Blutbahn, greift es das Immunsystem an, jenen komplexen Mechanismus, mit dem sich der Körper gegen Erkrankungen zur Wehr setzt. Dadurch wird der Körper schließlich anfällig für andere Infektionen und weitere, ansonsten seltene Krankheiten.

Bei HIV-infizierten Menschen lässt sich das Virus im Blut nachweisen. Außerdem findet es sich im Samen infizierter Männer und in der Scheidenflüssigkeit infizierter Frauen. Jeder, der intimen Kontakt mit diesen infizierten Körperflüssigkeiten hat, geht ein hohes Risiko ein, sich selbst mit dem Virus anzustecken.

Das Kondom spielt bei der Ausübung von Safer Sex eine zentrale Rolle. Die häufigsten Einwände gegen die Verwendung von Kondomen lauten, das Anlegen störe den Liebesakt und der Mann würde durch sie weniger empfindungsfähig. Das erste Problem lässt sich lösen, indem man sich angewöhnt, das Anlegen ins Vorspiel zu integrieren und daraus einen erotischen Akt für beide Partner zu machen. Den zweiten Einwand muss man bis zu einem gewissen Grad gelten lassen, der Schutz vor HIV und Syphilis oder Herpes ist jedoch mit ein bisschen Gefühlsverlust keineswegs zu teuer erkauft.

Nachspiel

Wenn sich ein Paar wirklich liebt, möchte es die einzigartige Nähe, die ihm der Liebesakt schenkt, gern länger genießen und emotional wie physisch dicht zusammenbleiben. Paare, die sich gerade ihrer beständigen intimen Verbindung vergewissert haben, können häufig nach der Liebe leichter über das reden, was ihnen am Herzen liegt. Es ist sehr wichtig, dass Sie Ihrem Partner vermitteln können, was Sie an Ihrer sexuellen Beziehung am meisten genießen, und Sie sollten Ihrem Partner

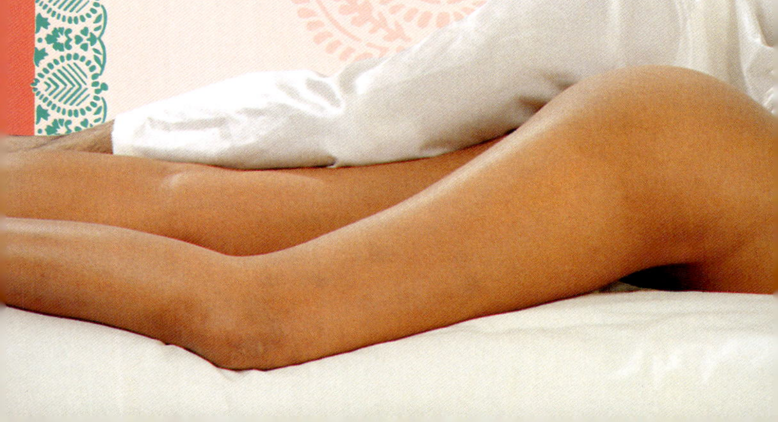

freimütig sagen können, wenn Sie an Ihrem Liebesleben etwas ändern möchten. Einige Paare reden während des Liebesakts über solche Dinge, anderen fällt es danach leichter, wenn sie auf die gemeinsam erlebten Freuden und gelegentlichen Enttäuschungen zurückblicken. Häufig will ein Paar sich aber auch weiterlieben; in diesem Fall muss die Frau vielleicht den Mann stimulieren, damit er wieder eine Erektion bekommt.

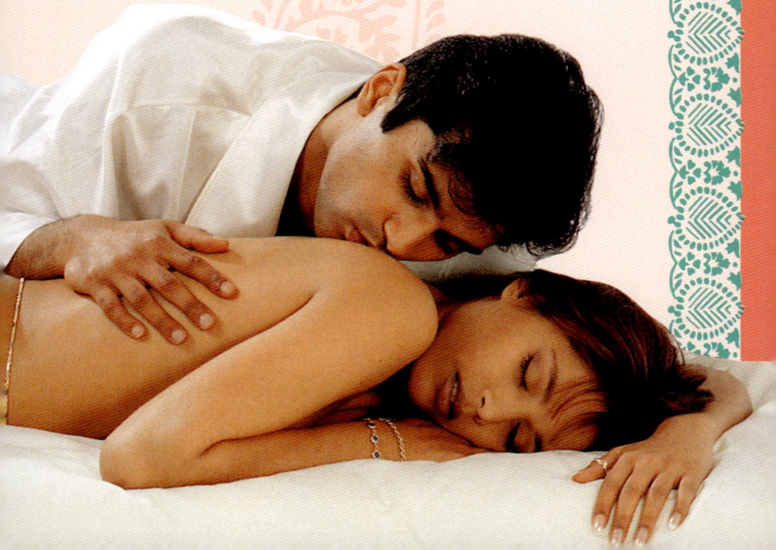

Wenn sie sich nicht noch einmal lieben wollen, die Frau aber keinen befriedigenden Höhepunkt erreichen konnte, wäre es vom Mann nur rücksichtsvoll, seine Partnerin zu stimulieren, um ihr zum Orgasmus zu verhelfen.

Die meisten Paare möchten die Wärme nach dem Liebesakt nicht dadurch zerstören, dass sie sich einfach umdrehen und einschlafen oder irgendetwas Anstrengendes tun. Manche möchten einfach ruhig eng umschlungen daliegen, andere sich nach der Liebe sanft streicheln. Stehen sie danach auf, könnten sie die entspannte, harmonische Stimmung vielleicht durch eine gemeinsame Mahlzeit oder stressfreie Aktivitäten wie Musikhören oder einen Spaziergang verlängern.

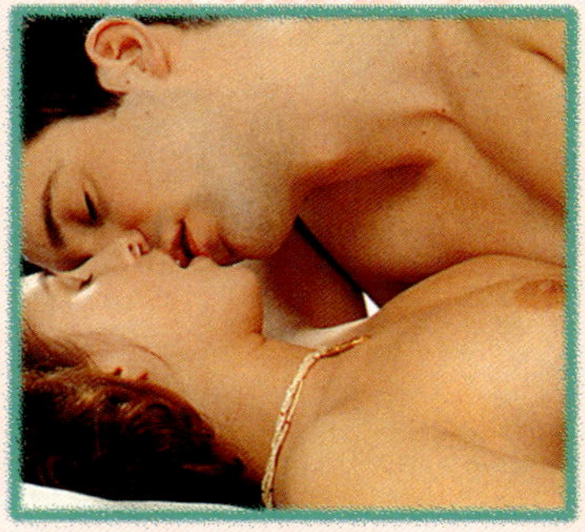

Register

L

M

N, O

P

R, S

T, U

V, W, Z

Danksagung

Fotos: Ranald Mackechnie, Jules Selmes
Bildnachweis: Bridgeman Art Library, London/New York: Fitzwilliam Museum, University of Cambridge 37, 54–55, 57, 78–79, 81, 140–141, 182–183, 185; Privatsammlung 12–13, 34–35, 143; Victoria and Albert Museum, London: 19; Christie's Image Ltd 1999: 17, 213; E.T. Archive: 210–211; Victoria and Albert Museum Picture Library, London: 15, 23, 25, 31, 33; Werner Forman Archive: Philip Goldman Collection 21
Cover vorn: 123RF.com: Agnieszka Murphy (Muster)
Bildrecherche: Anna Grapes